Periodontal Antibiotic Therapy

歯周抗菌療法
― 感染症医的な視点から ―

山本 浩正 著

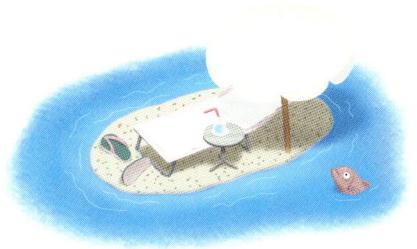

クインテッセンス出版株式会社　2012

Tokyo, Berlin, Chicago, London, Paris, Barcelona, Istanbul, Milano, São Paulo, Moscow, Prague, Warsaw,
Delhi, Beijing, Bukarest, and Singapore

クインテッセンス出版の書籍・雑誌は，歯学書専用通販サイト『歯学書.COM』にてご購入いただけます．

PC からのアクセスは…
歯学書 検索

携帯電話からのアクセスは…
QR コードからモバイルサイトへ

序　章

　歯科の二大疾患であるう蝕と歯周病は立派な細菌感染症であるにもかかわらず，われわれ歯科医師は感染症治療の基礎を学ぶ機会がほとんどない．う蝕も歯周病も機械的に細菌を除去することで多くはコントロールできるという"ドグマ"に支配されているからだろう．このドグマがひっくり返るということは少なくとも私が生きている間には起こらないと思うが，このドグマが感染症の抗菌薬治療を学ぶ機会をわれわれから奪ってしまった…と私は考えている．しかし機械的除去が奏効しない場合や機械的除去に伴う代償を最小化しようとするときに，"抗菌薬を使う"という発想が前景化する．感染症治療の基礎を学んでいないわれわれが抗菌薬を使おうとすると，当然のことながらいろんなところで"ブレる"ことになる．これは抗菌薬を積極的に歯周治療に導入されている先生がただけがブレるというわけでなく，日本で教育を受けた歯科医師みんながブレるはずである．だって学んでいないわけだから…．

　書店の医科のブースを覗いてみると，なぜか数年前から感染症治療の"ブーム"である．感染症治療（抗菌薬による治療）はほとんどの科にまたがる横断的治療なので，医科でも"知ってて当然の領域なのに，案外体系立てて学ぶ機会が少ない"のだろう（医師ではないのであくまで推測）．感染症医は欧米では確固たる地位を確立しているが，日本ではまだそのポジショニングは不安定である．

　抗菌薬の知識のアップデートをしようと考え，どんどん出版される感染症治療の本を買いあさって勉強をしているうちに，自分の中に大きな"欠落"があることがわかった．これは大学の講義中にサボっていたというレベルをはるかに超えた欠落で，まさに一から勉強しなければならないと"覚悟"を決めた．多くの本に書かれている内容が理解できるようになるまで3年以上もかかってしまった．毎日数時間机に向かったにもかかわらず自分の頭がそれほど良くはないことを実感してしまった（本当は知りたくなかったのだが…）．ただ，苦労も報われることがあって，歯周抗菌療法を別の視座で眺めることができるようになった．これが「the Quintessence」誌に2011年1月から12月まで連載をするきっかけである．そしてその連載に加筆，修正したものが本書である．

　本書は，私にとって最初の著書である『イラストで語るペリオのためのバイオロジー』（クインテッセンス出版，2002.）以来，私が勝手に"名コンビ"だと信じている鵜川征代氏に，無理を言って"最後"の仕事として担当していただいた．名コンビ（？）で作った本書が歯周抗菌療法に一石を投じる役割を果たすことができれば幸いである．

　最後に，3年以上にわたり自室でこもる私を温かくサポートしてくれた妻優子，連載できれいにまとめてくださった多田裕樹氏，そして鵜川征代氏に本書を捧げたい．感謝！

2012年 春吉日

山本　浩正

CONTENTS

第Ⅰ部 感染症学

第1章 医科における感染症治療のコモンアプローチ ― 11
- CASE 1　細菌性髄膜炎という緊急事態　11
- CASE 2　肺炎という亜急性事態　13
- CASE 3　副鼻腔炎という余裕の事態　15
- コラム de 感染症①　肺炎球菌について　17
- コラム de 感染症②　細菌検査という名の犯人探し　18

第2章 感染症の再考 ― 20
1. 細菌の暴動（感染の成り立ち）　20
2. 歯周病菌を議論する前に　22
3. 歯周病菌は常在菌なのか，病原菌なのか　23
4. 日和見感染（oppotunistic infection）という考え方　24
5. スーパーインフェクション（super infection）とは？　24
6. 歯周病におけるウイルスの役割　25
7. 話のすり替え？　27
- コラム de 感染症③　内因性と外因性の境界線　26

第3章 臨床細菌学概論 ― 28
1. グラム染色って今でも大事？　28
2. グラム陽性菌とグラム陰性菌　29
3. 球菌と桿菌　31
4. 好気性菌と嫌気性菌　32
- コラム de 感染症④　グラム染色　34

CONTENTS

第Ⅱ部 抗菌薬

第1章 ペニシリン ———— 37
1. 抗生物質と抗菌薬 37
2. ペニシリンの作用機序と耐性との戦い 38
3. ペニシリンの種類 40
4. ペニシリンアレルギーは怖い？ 44
5. ペニシリンのPK/PD 45

コラム de 感染症⑤ 選択毒性 43

第2章 セファロスポリンとカルバペネム ———— 49
1. セファロスポリンの分類 よもやま話 49
2. セファロスポリン分類のピットフォール 52
3. その他のセファロスポリンの問題点 53
4. カルバペネムというβラクタム薬 54

コラム de 感染症⑥ 緑膿菌に要注意 54

第3章 キノロンとアミノグリコシド ———— 56
1. キノロンの歩み 56
2. キノロンはどのように効くのか？ 56
3. キノロンのPK/PD 59
4. どんなシチュエーションでキノロンを使うのか？ 60
5. 重要な副作用について 61
6. アミノグリコシド よもやま話 62

コラム de 感染症⑦ 時間依存性と濃度依存性 58

第4章 マクロライド ———— 63
1. マクロライドの構造と耐性 63
2. マクロライドのPK/PD 66
3. 主要マクロライドの特徴 66

コラム de 感染症⑧ メリット，デメリットという議論 68

第5章 その他の抗菌薬 ———— 71
（クリンダマイシン，メトロニダゾール，
テトラサイクリン，クロラムフェニコール）
1. クリンダマイシン（ダラシン®）は嫌気性菌に効く 71
2. 嫌気性菌の特効薬，メトロニダゾールについて 72
3. 歯周治療の常連，テトラサイクリンについて 74
4. クロラムフェニコールについて 75

第Ⅲ部 歯周抗菌療法

第1章 歯周病菌のバイオロジー — 79

1. 歯周病菌の生態　79
2. 歯周病菌のプロフィール　80
3. 歯周病菌のグループ分け　83

- コラム de 感染症⑨　**歯周病菌の戦略**　84
- コラム de 感染症⑩　**抗菌薬サークル図**　86

第2章 歯周病菌の抗菌薬感受性 — 89

1. どうして的を絞るのか？　89
2. プランクトニックとバイオフィルム　90
3. 歯周病菌に対する抗菌薬のPDは？　90
4. 歯周病菌に対する抗菌薬のPKは？　93

- コラム de 感染症⑪　**MICのピットフォール**　96
- コラム de 感染症⑫　**歯周抗菌療法の適応症を探る**　97

第3章 歯周抗菌療法の効果と課題 — 98

1. 各抗菌薬はどれくらい効くのか？　98
2. アジスロマイシンの効果は？　99
3. LDDSは？　102
4. 歯周抗菌療法の課題　102

- コラム de 感染症⑬　**歯科衛生士へのエール**　106
- コラム de 感染症⑭　**バイアスと感性**　107

索　引 — 109

第Ⅰ部 感染症学

第1章
医科における感染症治療のコモンアプローチ ——11

第2章
感染症の再考 ——20

第3章
臨床細菌学概論 ——28

第Ⅰ部 感染症学

第①章 医科における感染症治療のコモンアプローチ
- CASE 1 細菌性髄膜炎という緊急事態　11
- CASE 2 肺炎という亜急性事態　13
- CASE 3 副鼻腔炎という余裕の事態　15
- コラム de 感染症① 肺炎球菌について　17
- コラム de 感染症② 細菌検査という名の犯人探し　18

第②章 感染症の再考
1. 細菌の暴動（感染の成り立ち）　20
2. 歯周病菌を議論する前に　22
3. 歯周病菌は常在菌なのか，病原菌なのか　23
4. 日和見感染（oppotunistic infection）という考え方　24
5. スーパーインフェクション（super infection）とは？　24
6. 歯周病におけるウイルスの役割　25
7. 話のすり替え？　27
- コラム de 感染症③ 内因性と外因性の境界線　26

第③章 臨床細菌学概論
1. グラム染色って今でも大事？　28
2. グラム陽性菌とグラム陰性菌　29
3. 球菌と桿菌　31
4. 好気性菌と嫌気性菌　32
- コラム de 感染症④ グラム染色　34

第Ⅰ部

第1章

医科における感染症治療のコモンアプローチ

はじめに

　西洋医学に与して歯科医療を進めるのであれば，サイエンスの部分に関して歯科は医科に包含されていると考えるべきである．残念なことに相互のコミュニケーションが不足しているため，医科は歯科を放任しているし，歯科は医科を横目に見ながら自分勝手に事を進める傾向がある．歯周内科的抗菌療法がどれだけ内科的あるいは感染症医的なのかはわれわれには見えにくい．医科における歯科が"井の中の蛙"とならないよう，まずは医科における感染症治療はどのようになされているのかオーバービューすることで課題を前景化してみたい．

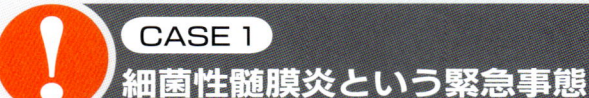

CASE 1 細菌性髄膜炎という緊急事態

特記すべき既往のない45歳の男性が40℃の発熱と激しい頭痛のために救急外来を受診した．頭部外傷などもなく，診察を始めてまもなく意識が混濁し，項部硬直を認めた．

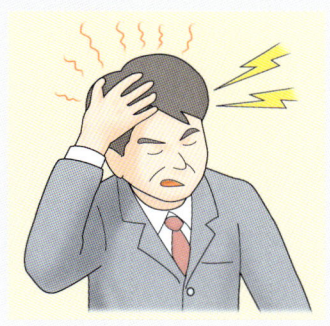

　この時点で頭蓋内出血や脳膿瘍，硬膜外膿瘍などとの鑑別を視野に入れるが，細菌性髄膜炎の可能性を強く示唆する所見でもあるために迅速な対処が必要となる．なぜなら，細菌性髄膜炎は最新の強力な抗菌薬を使用しても成人患者のほぼ4人に1人は死亡する超緊急性の疾患だからだ．この病態を疑ったら30分以内に治療を開始することが予後に大きく影響し，"様子をみる"という悠長なことは許されないのである．

第Ⅰ部　感染症学

> ❗ 症状と身体所見から細菌性髄膜炎を疑い，血液培養を2セット採取し，脊髄穿刺により脳脊髄液を調べた．脳脊髄液は肉眼的には膿性に混濁し（正常であれば透明，クモ膜下出血であれば血性），細胞数が多く（正常ではほとんど認められない），好中球優位（ウイルス性髄膜炎ではリンパ球優位），糖の低下（脳膿瘍やクモ膜下出血では正常），タンパク上昇を認めた．これは細菌性髄膜炎を強く示唆する．またグラム染色をしたところ，好中球とともにグラム陽性の双球菌を認めた．

　起因菌の同定を待っていては患者さんの命が危ないので，すぐに抗菌薬投与を始めなければならない．CTを撮るのはその後だ．起因菌が確定していないこのタイミングでの治療は「エンピリック（経験的）治療」と呼ばれるものである．起因菌が確定していないからといって，やたら強い抗菌薬ややたら広い抗菌薬を使うのではなく，もっとも効く可能性の高い抗菌薬を選ばなければならない．そのためにはターゲットをどのように設定するかが大切になる．

　細菌性髄膜炎の起因菌はだいたい年齢によって異なる（表1）．この患者さんの場合，45歳という年齢から肺炎球菌と髄膜炎菌が候補である．髄液のグラム染色の結果からすると肺炎球菌の可能性が高い（髄膜炎菌はグラム陰性球菌）．ここで抗菌薬を処方するときに考慮しなければならないのは，脳脊髄液という特殊な場所に抗菌薬を届かせなければならないということである．そもそも脳脊髄液中には抗体や補体，好中球といった免疫物質や免疫細胞がきわめて少なく，ほとんど無防備な状態である．ということは細菌の数を減らして，あとは体の免疫能で処理してもらうという発想は使えない．つまり静菌的な抗菌薬はNGということである．しかも点滴や静脈注射で投与しても抗菌薬によって脳脊髄液への移行度が異なる．脳脊髄液への移行が良好で，肺炎球菌に対して殺菌的に効く抗菌薬としての第一候補は現時点で，第3世代のセファロスポリンのセフォタキシムやセフトリアキソンである．ただし肺炎球菌は近年ペニシリンやセファロスポリンに耐性なものが増えてきており，第3世代セファロスポリンも例外ではない．そのため肺炎球菌への感受性の高いバンコマイシンも併用するのが通法となっている．も

表1　急性細菌性髄膜炎の起因菌．

0～3か月	ストレプトコッカス・アガラクティアエ（*Streptococcus agalactiae*） 大腸菌（*Escherichia coli*） リステリア・モノサイトゲネス（*Listeria monocytogenes*）
3～16歳	髄膜炎菌（*Neisseria meningitidis*） 肺炎球菌（*Streptococcus pneumoniae*） インフルエンザ桿菌（*Haemophilus influenzae*）
16～50歳	肺炎球菌 髄膜炎菌
>50歳	肺炎球菌 リステリア・モノサイトゲネス 好気性グラム陰性桿菌

（参考書籍2より改変）

しグラム染色でグラム陰性球菌が見つかれば髄膜炎菌を強く疑うことになる．その場合はペニシリンが第一選択となるが，ペニシリンは髄液への移行がよくないため大量投与が基本となる．ただし第3世代セファロスポリンも代替薬として使えるので，もし髄液が採取できないような状態であればセフォタキシムやセフトリアキソンにバンコマイシンを併用する処方はOKである．

　ここでわれわれ歯科医療従事者が学ばなければならないのは，十分なデータが存在しない状況で，しかも緊急性の高い感染症を治療する場合のロジックの組み立て方である．30分以内に治療を始めないと命が危ないという状況は歯科ではありえない．しかしこのような"待ち"が存在しないときに，限られたデータでどのように細菌との知的ゲームに取り組むかというトレーニングをしている感染症医と，つねに"待ち"という"逃げ"の存在する歯科で感染症に対する認識がズレてくるのは当然かもしれない．

第1章 医科における感染症治療のコモンアプローチ

CASE 2
肺炎という亜急性事態

ヘビースモーカーの70歳の男性が1週間続く38℃台の発熱と悪寒，血痰をともなう咳を訴えて救急外来を受診．見るからにしんどそうで呼吸数も多い．一般病棟における入院治療を行うこととなった．

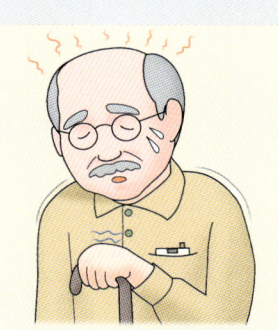

　前述の細菌性髄膜炎では一刻を争う事態であったが，肺炎を強く疑う本症例の場合はどうだろう？それは重症度によって変わるのである．感染症の診断では，①感染臓器はどこか？　②原因微生物は何か？　③重症度は？　の3点がポイントとなる．重症度は治療開始までの時間的余裕というだけでなく，外来で治療可能なのか，入院が必要なのか，入院しても一般病棟なのか，それとも集中治療室なのか，などもあわせて考えなければならない．重症度の判定にはいくつかのクライテリアがあるが，本書では割愛させていただく．

　さて，ひと口に肺炎といっても，日常生活をしていた患者さんが罹患する「市中肺炎」と，入院をしていた患者さんが罹患する「院内肺炎」があり，本症例は幸い前者に当たる．「幸い」と書いたのは，院内肺炎では緑膿菌やMRSA（メチシリン耐性黄色ブドウ球菌）など，治療が困難な起因菌が多くを占めるからである（表2）．市中肺炎はさらに高齢者に多い定型肺炎と若年者に多い非定型肺炎に分かれ，起因菌（表3）と治療薬が異なる．患者さんの年齢から，本症例は定型肺炎を疑わせる．

　起因菌を調べるには，まず喀痰の塗抹検査を行う．唾液などの混入がなければ扁平上皮細胞が少なく，好中球に貪食された細菌が認められるはずである．

表2　院内肺炎の起因菌．

・緑膿菌（*Pseudomonas aeruginosa*）
・アシネトバクター（*Acinetobacter*）属
・腸内細菌群
・メチシリン耐性黄色ブドウ球菌（MRSA）

（参考書籍1，2より改変）

表3　市中定型肺炎と市中非定型肺炎の起因菌．

●市中定型肺炎
・肺炎球菌（*Streptococcus pneumoniae*）
・インフルエンザ桿菌（*Haemophilus influenzae*）
・モラクセラ・カタラーリス（*Moraxella catarrhalis*）
・黄色ブドウ球菌（*Staphylococcus aureus*）
・好気性グラム陰性桿菌（aerobic gram-negative rod）

●市中非定型肺炎
・肺炎マイコプラズマ（*Mycoplasma pneumoniae*）
・レジオネラ（*Legionella*）属
・クラミドフィラ・ニューモニアエ
　（*Chlamydophila pneumoniae*）

（参考書籍1〜3より改変）

好中球に貪食されている細菌は肺炎の起因菌の可能性が高い．術者や器具，患者さんの唾液などからのコンタミネーションであれば貪食されていないからである．

> ❗ その塗抹検査で，単独で存在するグラム陽性球菌が見つかった．

　培養検査の結果がでるまでには数日間かかるので，それまでにエンピリック治療を開始しなければならない．細菌性髄膜炎ほど緊急性がないとはいえ，肺炎でも受診後4時間以内に抗菌薬の投与が望ましいといわれており，塗抹検査の結果を参考に抗菌薬を選択することになる．

　定型肺炎の起因菌は肺炎球菌とインフルエンザ菌が大部分を占める．これにモラクセラ・カタラーリスや黄色ブドウ球菌などが続く．塗抹検査でグラム陽性球菌が見つかっているので，肺炎球菌と黄色ブドウ球菌が候補に挙がるが，ブドウの房のようにクラスターを形成していないため，肺炎球菌が起因菌として強く疑われる症例である．

　本症例では入院治療なので，静脈注射や点滴を使うことができる．通院治療では基本的に経口投与である．元来，肺炎球菌はペニシリンがよく効く細菌である．近年は耐性もでてきているが，中等度までの耐性であれば高用量のペニシリンまたはアンピシリンで治療可能である．肺も無菌の臓器なので，βラクタム薬のような殺菌性抗菌薬が好ましく，セフォタキシムやセフトリアキソンのような第3世代セファロスポリンや高用量アンピシリンなどは肺への移行も良好なので第一選択となる．このとき非定型肺炎の可能性も考えて，アジスロマイシンやクラリスロマイシンなどのマクロライド系抗菌薬も併用することが多い（非定型肺炎の起因菌はマイコプラズマやレジオネラ，クラミドフィラなどだが，マイコプラズマやクラミドフィラは細胞壁をもっていないのでβラクタム薬は無効だし，レジオネラやクラミドフィラは偏性細胞内寄生菌なので細胞質の中まで侵入する抗菌薬でなければ効かない）．

　本症例では，セフトリアキソンとアジスロマイシンによりエンピリック治療をスタートしたが，その後，培養検査の結果，ペニシリン感受性の肺炎球菌が起因菌と判明し，高用量アンピシリンに切り替えた．このようにスペクトラムの広い抗菌薬からスペクトラムの狭い抗菌薬に切り替えることを「de-escalation」という．セフトリアキソンで効いているんだったら切り替える必要はないじゃないかと思われるかもしれないが，セフトリアキソンのような第3世代セファロスポリンはグラム陰性菌の外膜透過性が増しているので，グラム陰性菌によく効くようになっている．ということは肺炎球菌というグラム陽性球菌である起因菌と一緒に，関係のないグラム陰性菌が死んでしまう．たとえ死んでしまっても，常在菌だったらまた元に戻るから問題がないだろうと考えることは大変危険である．関係のない細菌に影響を及ぼすことは耐性の温床となるのである．そのため，患者さんのことを最優先に考える感染症医はこのようなシチュエーションでは迷わずde-escalationを行うわけである．

　さて，ここまで実は起因菌を考えるときの重要なファクターをあえてはずして解説してきた．それは「local factor」と呼ばれるものである．地域や病院によって特異的な起因菌が存在したり，その地域のある細菌は一般的に有効といわれている抗菌薬に耐性であったりする．教科書には起因菌のリストや，それらに有効な抗菌薬が載っているが，全世界どこにいってもそれらの細菌が同じ比率で検出されるわけではないし，抗菌薬が同じように効くわけではない．とくにこれは院内感染の場合，非常に重要な情報である．病院に住み着いている細菌を知り，それに対

する各種抗菌薬の有効性や耐性を押さえておくことはロジカルな戦略に欠かせない．

　この肺炎の症例を通じてわれわれが学ばなければならないのは何だろう？　その1つは同じ肺炎と診断される場合であっても，市中肺炎なのか院内肺炎なのか，定型肺炎なのか非定型肺炎なのかによって起因菌が異なり，そこに local factor という独自の情報が加わって初めて知的ゲームの下地ができるということである．歯周病も病態によって起因菌が異なるであろうし，当然 local factor もかかわってくる．欧米のデータをそのまま日本に当てはめて運用することは無理があるように思われるし，local factor にいたってはデータの開示がされておらず残念な限りである．おそらくデータそのものが存在しない可能性が高い．隠しているのであれば開示してください！

　学ぶべきもう1つの点は，抗菌薬がたとえ効いていても，起因菌が判明し，よりスペクトラムの狭い抗菌薬が有効であることが判明すれば迷わず de-escalation するというスマートな構えであろう．セフトリアキソンは半減期が長く，1日1回静脈注射で OK という簡便さが"売り"の1つだが，それを高用量アンピシリンに変更することは1日に何度も静脈注射することになり，看護師さんに嫌われるだけでなく，患者さんにも嫌われることになるかもしれない．しかし患者さんのこれから先のことを考えればメリットのほうが大きいのではないだろうか？

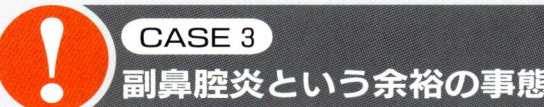
CASE 3
副鼻腔炎という余裕の事態

1週間ほど前に38℃台の発熱と咽頭痛を訴えていた15歳の男子が，いまだにかぜ症状が改善せず，今度は膿鼻汁，鼻閉，頬部の疼痛を訴えて外来を受診した．エックス線写真では片側の上顎洞に完全な不透過像が認められた．

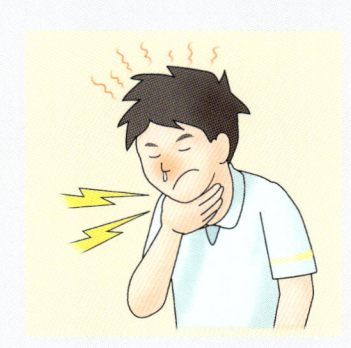

　上顎臼歯部の咬合時痛などを訴えることも多いので，われわれ歯科医師もよく遭遇する状況である．急性の副鼻腔炎と考えてほぼ間違いない．通常，感染症医はどのように対処するのであろう？ First choice は…抗菌薬は投与せず，発熱や疼痛があれば鎮痛解熱剤を投与することである．なぜなら急性副鼻腔炎の半数以上はウイルス性だからだ．ライノウイルスがその代表だが，ウイルスが原因であればいくら抗菌薬を投与しても効くことはない．ただし，この急性副鼻腔炎が10日以上経過しても改善しなければ細菌性の可能性が高くなってくる(10 days-mark)．そのとき起因菌として考えられるのは，市中定型肺炎と同じ肺炎球菌やインフルエンザ桿菌である．であれば，髄膜炎や肺炎のときのように起因菌を同定し，それに有効な抗菌薬を考えて投与すればよいということになりそうである．

しかしながら，通常，感染症医は最初から知的ゲームを始めない．なぜなら副鼻腔には常在菌がいて肺炎球菌やインフルエンザ桿菌もその一部であるからだ．髄液や肺のように無菌のところで肺炎球菌が増殖しているわけではなく，もともと住み着いていたところでその勢力が増しているのである．いわゆる内因性感染という状況なのである．このような状況であれば，細菌を全滅させるのではなく，アクティビティを下げることが目的になるので，アモキシシリンのようなスペクトラムの狭い抗菌薬を第一選択にする．ペニシリンアレルギーがあれば経口セファロスポリンやマクロライド系も候補になる．

　細菌性副鼻腔炎の状況は歯周炎と似ているのではないだろうか？　歯周炎でどれだけウイルスがかかわっているかはまだ結論がでていないが，常在菌による内因性感染という捉え方は参考になる．副鼻腔もポケットも体の外であるし，そこにはつねに細菌が居座っており，ときどきアクティビティが上がる．不幸なことにポケット内でアクティビティが上がるときには骨吸収や付着の喪失をともなうことが多いので，事態はさらにアクティビティが上がりやすくなるという違いはあるが…．

　本章では肺炎球菌というメジャーな細菌が引き起こす各種感染症について，"待ち"が許されない状況から，"待ち"が許される状況まで俯瞰した．感染臓器，起因菌，重症度を念頭に診断を進めていく感染症医のストラテジーの一部を肌で感じていただければ幸いである．

●理解に役立つ参考書籍
1. 青木眞. レジデントのための感染症診療マニュアル. 第2版. 東京：医学書院, 2008.
2. Alan R. Hauser(著), 岩田健太郎(監訳). 抗菌薬マスター戦略. 非問題解決型アプローチ. 東京：メディカル・サイエンス・インターナショナル, 2008.
3. Richard A. Harvey, Pamela C.Champe, Bruce D. Fisher(著), 山口惠三, 松本哲哉(監訳). イラストレイテッド微生物学. 第2版. 東京：丸善(株)出版事業部, 2008.
4. 岩田健太郎, 宮入烈. 抗菌薬の考え方, 使い方. ver.2. 東京：中外医学社, 2004.
5. 岩田健太郎. 感染症外来の事件簿. 東京：医学書院, 2006.
6. 岩田健太郎, 古谷直子. オランダには何故MRSAがいないのか？－差異と同一性を巡る旅－. 東京：中外医学社, 2008.
7. 古川昌之介. 細菌の逆襲. ヒトと細菌の生存競争. 東京：中央公論新社, 1995.
8. 橋本一, 井上松久(編). 病原菌の薬剤耐性.機構の解明とその対策. 東京：学会出版センター, 1993.
9. 戸塚恭一(監修). 日常診療に役立つ抗菌薬のPK/PD. 東京：ユニオンエース, 2006.
10. 戸塚恭一(監修), 浜田康次, 佐藤憲一(編). 抗菌薬サークル図データブック. 東京：じほう, 2008.
11. IDATENセミナーテキスト編集委員会(編). 市中感染症診療の考え方と進め方. 東京：医学書院, 2009.

コラム de 感染症①  肺炎球菌について

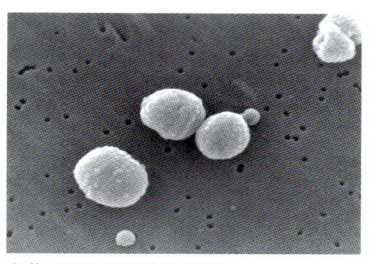

図1　肺炎球菌の電子顕微鏡写真.
CDC(centers of disease control and prevention)のPublic Health Image Library(#262)より引用.

本章ではすべて肺炎球菌(*Streptococcus pneumoniae*)という細菌が引き起こした感染症を仮想的に作り上げて解説した(図1).細菌性髄膜炎,市中肺炎,副鼻腔炎のどれも肺炎球菌が原因になることがある.肺炎球菌は鼻腔や副鼻腔では常在菌としても認められるグラム陽性好気性球菌だが,いったん感染症を引き起こすと大暴れすることで有名である.炎症反応は非常に強く,しかも菌がその場から消滅しても症状が長引く傾向がある.ただし,抗菌薬が効くときには簡単に死滅してしまうという気風の良さも特徴だ.同じ連鎖球菌の仲間であるA群β溶血性連鎖球菌は人食いバクテリアとして一躍有名になった.こちらは放置すると,きわめて致死率の高い壊死性筋膜炎の起因菌の代表選手である.われわれにはミュータンス菌(これも連鎖球菌)が"おとなしく"菌を溶かすイメージしかないが,感染症医の間では案外"暴れん坊"なイメージのようだ.

さて,肺炎球菌に話を戻そう.この暴れん坊をやっつける抗菌薬は昔からペニシリンと決まっていた.今でも感受性によってはペニシリンGやアミノペニシリンは第一選択である.ただ,暴れん坊もたまには頭を使うようで徐々に耐性をもつようになってきた.米国では半分近くの肺炎球菌がペニシリンに対して中等度から高度耐性である.

これは主にPBP(Penicillin binding protein)の変異によると考えられている.ただ,肺炎球菌はラボでペニシリン耐性という結果がでても,使う量を増やせば多くの場合死滅するので,肺炎や菌血症に使うような場合は問題がないことが多い.問題は細菌性髄膜炎である.なぜならペニシリンが脳脊髄液に移行しにくいからである.そのため肺炎球菌の感受性は治療臓器依存性とも言われる.

肺炎球菌の耐性で真の意味で怖いのは,本菌がペニシリン耐性のときに他の抗菌薬に対しても耐性であることが多いからだ.つまり多剤耐性の肺炎球菌であることが怖い.βラクタム薬のみならず,マクロライド,テトラサイクリンなど他の抗菌薬に対しても耐性の暴れん坊というのは大変危ない存在である.おそらくバンコマイシン耐性腸球菌や多剤耐性アシネトバクターなんかよりも相当怖い存在である.なぜなら腸球菌やアシネトバクターが問題になるのはICUなどの特殊な環境であるが,多剤耐性肺炎球菌は日常生活をしている人に忍び寄る可能性があるからだ.

恐ろしい肺炎球菌に対するワクチンも普及しつつある.これには成人に対する莢膜多糖体ワクチンと,小児に対する結合ワクチンの2種類がある.後者はTリンパ球にメモリーをもたらすジフテリアトキソイドなどのタンパクと結合させたもので,有効性がはっきりしているが,前者ははっきりしていない.高齢者のようにもっとも必要としている人ほど抗体価が上がらないので,有効性に疑問符が付けられることがあるが,少なくとも菌血症を減少させる効果はあるようだ.高齢の入所者が多いような施設で働く医療スタッフがワクチン接種をすることで集団感染を防ぐのは,間接的に効果があるかもしれない.免疫の落ちているようなハイリスクの人も接種する価値があるだろう.

コラム de 感染症② 細菌検査という名の犯人探し

　感染症医がラボに細菌検査を依頼する場合を考えてみよう．この場合，いろんなサンプリングがある．菌血症を起こしていることを想定して血液を採取することもあれば，髄膜炎を調べるために脳脊髄液を採取することもある．肺炎を調べるために喀痰を採取することもある．サンプリングするときには関係のない細菌の混入（コンタミネーション，以下略してコンタミ）を排除しなければならない．犯人を間違う可能性があるからだ．混入するような細菌は患者さんの常在菌だったり，術者の常在菌であることが多い．もちろん医療器具などに付着している"だれか"の常在菌，病原菌という可能性もある．

　血液や脳脊髄液を採取するとき，患者さんの常在菌叢を針が通過するとすれば，それは主に皮膚である．そのため皮膚の消毒をしっかりしておかなければならない．しかも術者がマスクもせずしゃべりながら採取すれば術者由来の常在菌が入り込む可能性がある．不幸にもコンタミが起こったとしても，細心の注意をしていれば同じ間違いを何度もすることはない．つまりサンプルは複数採取するほうが得策である．片方だけから検出された細菌はコンタミの可能性があるが，両方から検出されたとなるとコンタミの可能性は低いからだ．

　喀痰の場合は口腔内という細菌だらけのところを経由して採取することになるので，理想的な喀痰を得るのは難しいことがある．唾液中の細菌の混入がないかどうかを把握するのは，細菌だけを見ていてはわからない．口腔内の重層扁平上皮細胞がたくさんあれば唾液の混入が考えられる．

　サンプルを顕微鏡で覗いたときに細菌が見つかっても，それが犯人とは限らない．犯人かどうかを判断するには，宿主の反応を参考にする必要がある．つまり好中球が貪食をしているかどうかを見ればよい．そこにいてもよい菌を好中球は貪食しない．そこにいてはいけない菌だからこそ貪食するのだ．ある細菌がたくさん見つかって，しかもそれが好中球に貪食されていれば犯人である確率が高い．

　さて，歯周抗菌療法の細菌検査を考えよう．通常，ペーパーポイントを深いポケットに突っ込んで，それをラボに送る（図1）．歯肉縁上や唾液中の細菌のコンタミができるだけないように注意してサンプリングする．しかし細菌DNAの一部を増幅して特定の細菌の存在を確認するシステムなので，上皮などの混入もわからないし，好中球に貪食されているかどうかもわからない．そもそもバイオフィルムで守られているので貪食はあまりないだろう．もともと手元にあるプローブで特定の細菌がいるかどうかを吊り上げて増殖するということは，結局数人の犯人リストのうち，どれがもっとも数が多いかが犯人探しの決め手になっている．700種類ほどいる口腔内細菌の他の細菌はスルーである．細菌性髄膜炎では年齢別にだいたい原因候補菌がわかっているが，それを念頭において治療をするのはあくまでエンピリックな対応をするときであって，細菌培養では候補菌以外の細菌を棄却することはない．歯周抗菌療法での細菌検査で抗菌薬の感受性試験までする人は少ないし，そもそも無駄な検査のように私は思う．こう

第1章 医科における感染症治療のコモンアプローチ

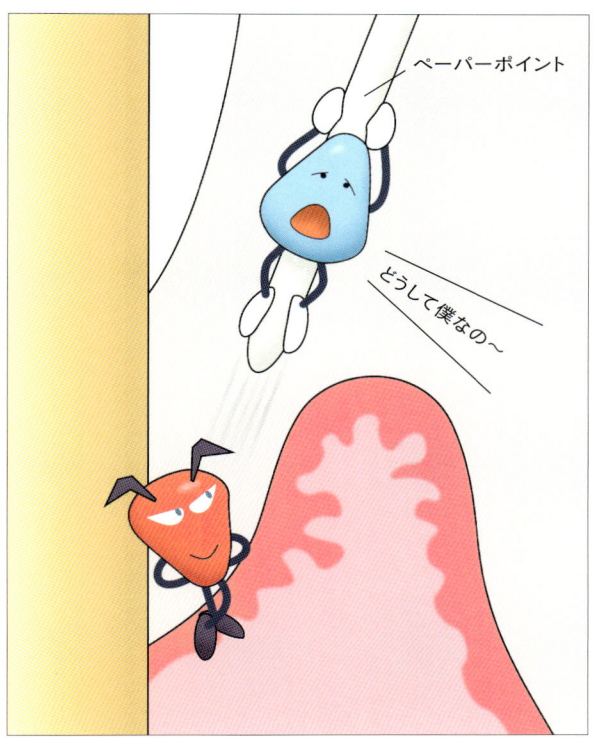

図1 ペーパーポイントによるサンプリング．
　歯周抗菌療法では歯肉縁上のプラークを除去した後に，ペーパーポイントを挿入してポケット内の細菌を採取する．その後は通常，幾種類かのプローブを使ってPCRにかけ特定の細菌がどれくらいいるかを測定している．

　やって見てみると，現在の歯周抗菌療法における細菌検査はエンピリック治療には使えないくらい時間がかかるわりに情報量が少なく，信頼性が薄いということがわかる．おまけに費用がかかるとなれば….

第Ⅰ部　感染症学

第Ⅰ部 第2章

感染症の再考

はじめに

　歯周病に遺伝的な背景や環境因子が大きくかかわっていることは間違いない．しかし無菌的な状況では発症しないことから，何らかの微生物の感染がトリガーになっている．そこでまず一般論としての感染を考え，そこから歯周病を眺めてみよう．

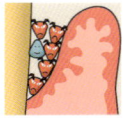

1. 細菌の暴動（感染の成り立ち）

　われわれの皮膚の上には常在菌と呼ばれる細菌がひしめいている．どれだけ綺麗好きの人でも避けられない．皮膚常在菌をかき集めると0.1kgもの重さになるそうだ（ちなみに腸内常在菌はなんと1kg！）．その多くは表皮ブドウ球菌（*Staphylococcus epidermidis*）やアクネ菌（*Propionibacterium acnes*）で，わずかに黄色ブドウ球菌（*Staphylococcus aureus*）なども生息している．黄色ブドウ球菌は本来問題児なのだが，表皮ブドウ球菌などが産生する有機酸などでおとなしくなるので，平穏な皮膚常在菌叢が保たれているわけである（表皮ブドウ球菌も集中治療室などでは問題児になるが…）．

　この段階では細菌が存在していても感染とはいわない．たとえばケガをして皮膚に傷ができたとしよう．傷から出血とともに滲出液などが出てくると，それが大好物な黄色ブドウ球菌が元気になってくる．いわゆる傷が化膿するわけである．こうなると立派な感染で，この場合，もともと常在菌として存在していた菌が感染を起こしているので，内因性感染（endogenous infection）と呼ばれる．それに対して同じ傷であっても，そこに破傷風菌（*Clostridium tetani*）が感染を起こすと外因性感染（exogenous infection）と呼び名が変わる．なぜなら破傷風菌は皮膚の常在菌ではないからである．つまり感染には大きく分けて，もともとその環境を自分の環境としていた常在菌が

内因性感染と外因性感染

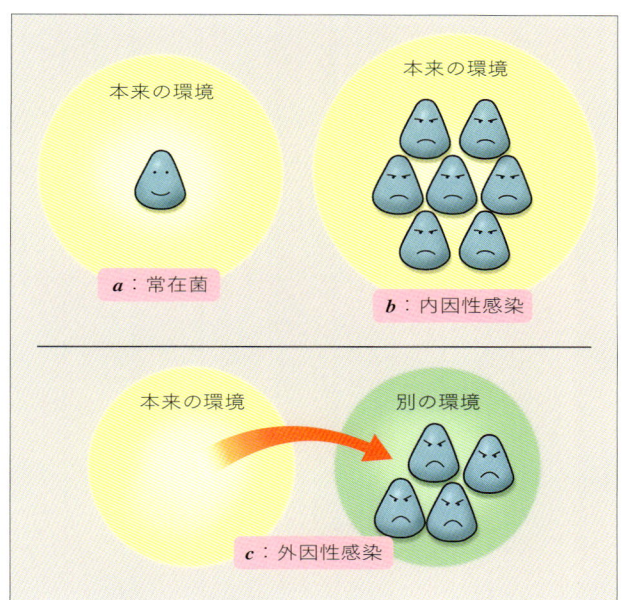

図 1a〜c　細菌が本来の環境でおとなしくしている場合は感染とはいわないが(*a*),本来の環境のなかで増殖したり(*b*),別の環境で増殖する場合(*c*)は感染という.前者を内因性感染,後者を外因性感染と呼ぶ.

抗菌療法の基本的構え

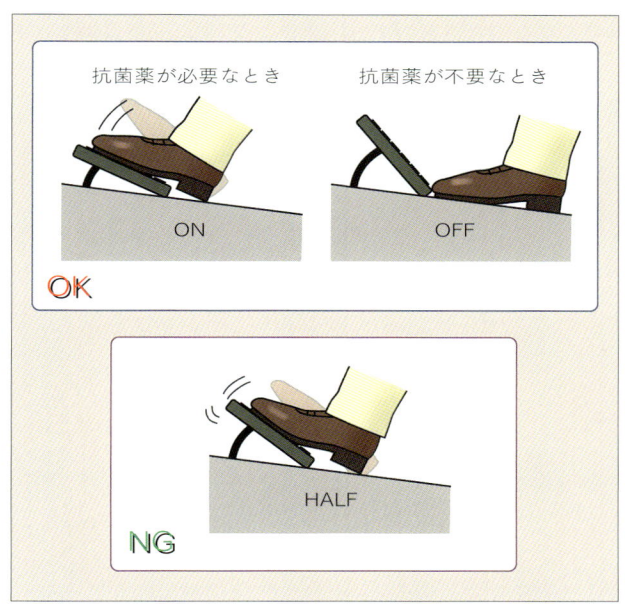

図 2　必要なときには十分な量,十分な期間投与し,不必要なときにはまったく投与しないのが基本.中途半端に投与すると治癒しないばかりか,耐性菌出現の原因をつくってしまう.

起こす感染(＝内因性感染)と,違う環境から侵入してくる感染(＝外因性感染)があることになる(図 1).

　感染症という病気を起こしていれば立派な病原菌なのだろうが,ここでは内因性感染を起こす可能性のある細菌を常在菌,外因性感染を起こすような細菌を病原菌と名づけておこう.この定義では前述の黄色ブドウ球菌は常在菌,破傷風菌は病原菌ということになる.常在菌は本来の環境で暴れているだけなので,おとなしくなってくれることが治療の目標になる.前章の話のなかで出てきた副鼻腔炎における肺炎球菌に対する治療がそうである.

　それに対して病原菌は本来は別の環境にいたものであって,暴れている環境にいてはいけない細菌なので,それを根絶することが治療の目標となる.前章の話のなかでは,細菌性髄膜炎における肺炎球菌に対する治療がこれに当たる.肺炎球菌という細菌が暴れる場所によって内因性感染といわれたり,外

因性感染といわれることに違和感があるかもしれないが,たとえば大腸菌などは腸における常在菌の一種だが,尿路感染症における主要起因菌ということを考えても理解できることと思う.

　通常,感染症医の扱う感染症は外因性感染である.病原菌が引き起こす外因性感染では宿主の抵抗力にもよるが,治療がうまくいけば細菌はどんどん減り,うまくいかなければどんどん増える.つまり良くなるか悪くなるかのどちらかの方向に向かうことが多い.そのため抗菌薬を使うときには自信をもってたっぷり使い,使わないときにはまったく使わないという構えが基本である.ちょろちょろとアクセルを吹かすことをすると耐性を引き起こすチャンスを与えたり,治療が長引くだけなので,アクセルを吹かすときには思い切り踏み込み,吹かさないときにはアクセルにまったく触れないことが大切であるといわれている(図 2).

ポケットにおける内因性感染と外因性感染

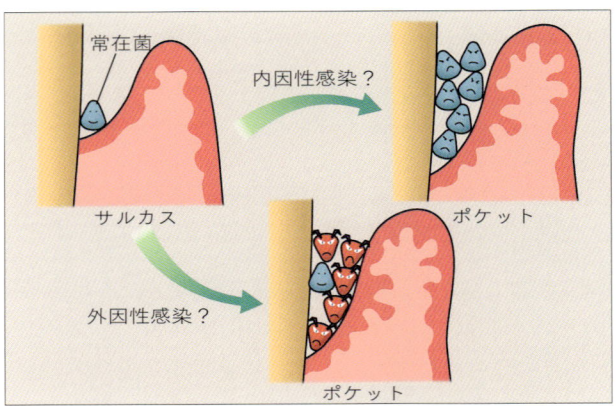

図3 ポケット内で増殖している細菌も，常在菌が何らかの原因で増えている内因性感染と，他の環境から移ってきた外因性感染の2つの可能性がある．

表1 ポケットでよく見つかる細菌ベスト10．

❶	*Treponema denticola*
❷	*Eubacterium saphenum*
❸	*Porphyromonas endodontalis*
❹	*Porphyromonas gingivalis*
❺	*Bacteroides* clone AU126
❻	*Deferribacteres* clones D084/BH017
❼	*Treponema lecithinolyticum*
❽	*Tannerella forsythia* (*B. forsythus*)
❾	*Filifactor alocis*
❿	*Megasphaera* oral clone BB166

（文献1より改変）

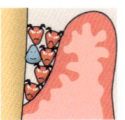 ## 2．歯周病菌を議論する前に

現在，歯周病菌（歯周病原細菌）と名づけられている細菌は10種類ほどあるが，細菌によってエビデンスのレベルが異なる．そのため，それらの細菌を歯周病菌であるという前提で話を進めることに多少無理があるかもしれないが，ここではそのリスクを覚悟のうえで考察してみたい．

まず，歯肉溝内は歯肉溝滲出液で満たされているが，そこは脳脊髄液のように無菌ではない．健康歯肉溝（サルカス）でも，ポケットでも細菌が住み着いているわけである．通常，健康歯肉溝に住み着いている細菌は常在菌と考えられるので，ポケット内で"過剰に"増えている細菌（＝おそらく内因性感染の起因菌），ポケット内で新たにたくさん見つかる細菌（＝おそらく外因性感染の起因菌）を調べることになる（図3）．

現在の細菌検査の感度であれば100個程度の細菌も検出可能なので，"何がどれくらいいる"という情報はかなり正確にわかるようになった．あいにくその細菌が"何をしているか"についてはまだまだブラックボックスの中だ．さて，その感度をもって歯肉溝内の細菌を調べてみると違和感を覚えるデータに遭遇する．もちろん対象とする病態や，local factorなどさまざまな背景によってデータが変わる可能性があるが，歯周炎でとくに増える細菌のベスト10を見てみると，聞いたこともないような細菌が多いことに気づく[1]（表1）．一般の細菌学者には既知の細菌であるかもしれないが，筆者は…知らない．*Deferribacteres*, *Filifactor*, *Megasphaera* などはグラム陽性なのか陰性なのかも知らないし，球菌か桿菌かラセン菌かもわからない．筆者の無知をさらけ出しているだけであればいいのだが，これらの話題になっていないような細菌はどのように解釈するのだろうか？ 属には分類されていても，種の名前のまだ付いていないような細菌がポケット内にウヨウヨいるのもどうも煮え切らない．

ポケット内には数百種類の細菌が生息しているといわれているが，DNAの配列はわかっていても，どんな姿かたちでどんな性質をもった細菌なのかわかっていないものが多い（現在の細菌学のテクノロジーをもってしても，ポケット内の細菌がすべて培養できるわけではない）．名前すら付いていない細菌もたくさんある．そういったことをすべて了解したうえで議論していく謙虚さが大切である．

歯周病菌の本来の環境は？

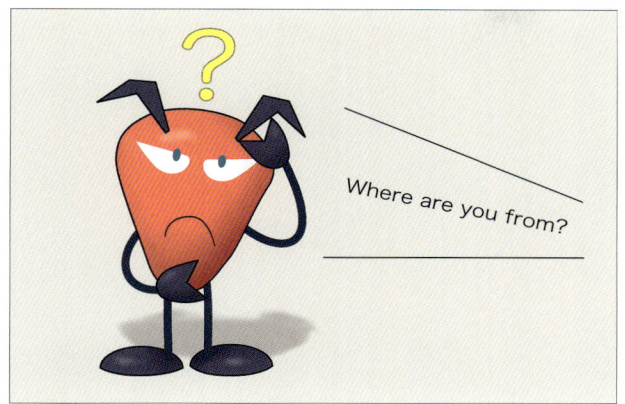

図4　歯周病菌の本来の環境は？

Red complex

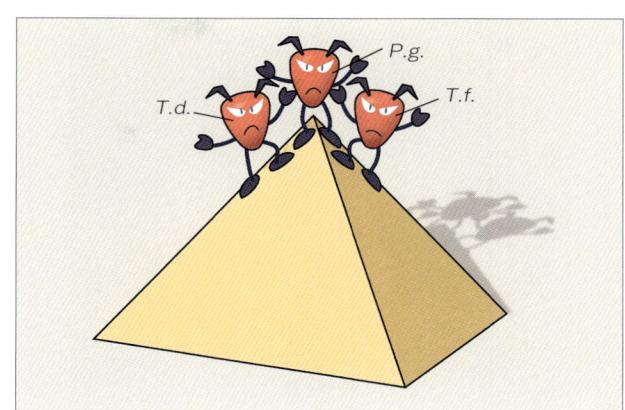

図5　P.gingivalis と T.forsythia, T.denticola の3種類の細菌は red complex というグループに属し，根面から離れた細菌バイオフィルムの頂上付近に生息しているといわれている．

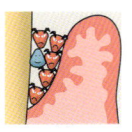
3. 歯周病菌は常在菌なのか，病原菌なのか

　感度のよい細菌検査をすると歯周病菌が健康歯肉溝でも見つかる．もちろんポケットでは劇的に増えているのだが，わずかながら健康歯肉溝でも見つかるのである．この解釈は案外複雑だ．前述の議論からすれば歯周病菌は常在菌で何らかのきっかけで（これがよくわからないのが難点）増殖をはじめ宿主に対して病原性を発揮していると推察できる．ただ健康歯肉溝でつねに見つかる，つまり常在しているわけではないのが判断を鈍らせる．かといって病原菌なのかといわれれば，健康歯肉溝で見つかる歯周病菌の説明が苦しい．無症候性キャリアーの状態なのか，クローナルタイプが病原性歯周病菌とは違うのか，発症する前の状態を見ているのか…理由は後付けできるが，苦しい．

　病原菌は他の環境からやってくるという定義だったが，もし歯周病菌が病原菌だとすれば，いったいどこからやってくるのだろう？(図4)．唾液や頬粘膜が本来の環境であれば，唾液や頬粘膜における常在菌ということになるが，いつもそこにいるわけではない．腸内や鼻腔，副鼻腔なども候補には挙がったが確認されていない．歯周病菌が常在菌だとすればポケット内が本来の環境ということになるが不明確であるし，病原菌だとすればポケット外に本来の環境があるはずだがそれがわからない．つまり歯周病菌の本来の環境はどこなのかということがよくわからないのである．

　これだけわからないということをわかっておいて次の話に進めよう．10種類ほどある歯周病菌にエビデンスレベルの違いがあると既述したが，病原性についてもレベルの違いがある．Socransky らがグループ分けしたなかでも red complex と名づけられたグループに属する3種類の細菌（Porphyromonas gingivalis, Tannerella forsythia, Treponema denticola）は病原性が強く外因性感染の様相も強い[2]．また，グループには属していないが Aggregatibacter actinomycetemcomitans（A.a. 菌）も外因性感染の様相の強い細菌である．Socransky らが示した有名な歯肉縁下バイオフィルムのピラミッドの頂上付近で居座っているのが病原性の強いこれらの細菌である（図5）．根面に近いピラミッドの底辺部分にグループをつくっている細菌の多く（blue complex や yellow complex など）は病原性が低く，健康歯肉溝でも検出率が高い．つまり常在菌としての振る舞いをする．常在菌なのか，

第Ⅰ部　感染症学

日和見感染

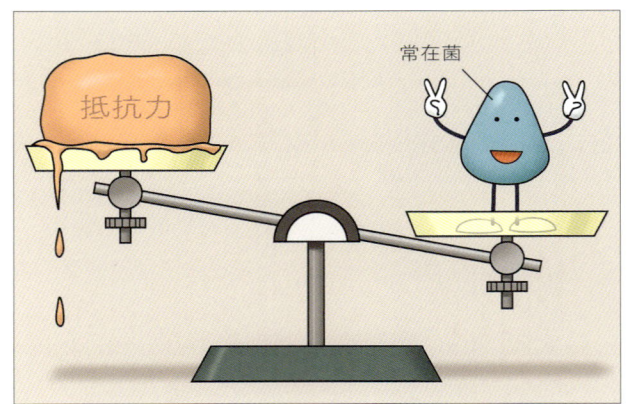

図6　宿主の抵抗力が落ちたために常在菌による感染が起こることがある．歯周病でどれだけ起こっているかは不明．

スーパーインフェクション

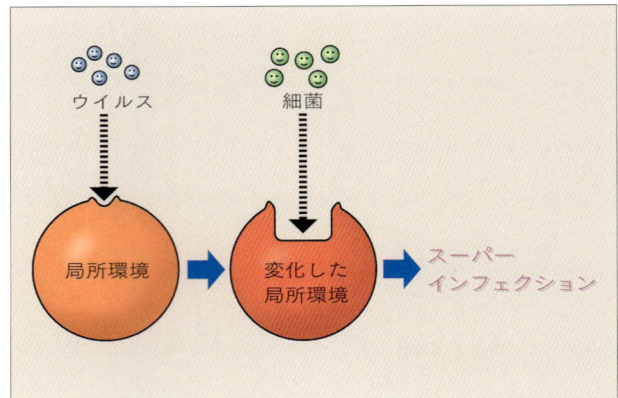

図7　ウイルスなどの先行感染により局所環境が変化し，そこに細菌が感染しやすくなることがある．歯周病でも可能性のあるシナリオである．

病原菌なのかファジーな存在となっているのが歯周病菌である．そのなかでも病原菌としての振る舞いの強い細菌(red complex や *A.a.* 菌)をとくに抗菌療法のターゲットにしているのが現状である．

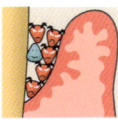

4．日和見感染(oppotunistic infection)という考え方

　常在菌が暴れだすのが内因性感染と説明したが，そのなかの1つの形に日和見感染がある．宿主の抵抗力が低下したときに，通常であれば暴れるようなことのない細菌が暴れだすというシチュエーションである(*図6*)．宿主の抵抗力を落とすものとしては一般的に加齢，栄養不足，ストレス，遺伝的欠陥，医療行為などが挙げられるが，歯周病では糖尿病やHIV感染，免疫抑制剤，ストレス，喫煙などが注目されている．宿主の抵抗力が落ちていないにもかかわらず常在菌が暴れだす場合は日和見感染ではない内因性感染となるが，この場合，日和見感染を内因性感染に含めて考えたり，別々に考えることができる(個人的には内因性感染に日和見感染を包含させるほうが頭の整理がしやすくて助かるが…)．

　さて，歯周病における感染は常在菌による日和見感染だと言い切る人の意見に筆者は与しない．局所免疫の低下まで日和見感染の原因に含ませるという条件提示があれば別であるが，一部の病態の歯周病を除いて，多くの歯周病は全身的に健康な体の患者さんに発症している．日和見感染を拡大解釈しているとしか考えられない．

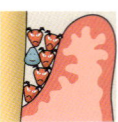

5．スーパーインフェクション (super infection)とは？

　ライノウイルスなどのウイルスが原因で鼻炎や副鼻腔炎を起こした後に細菌性の鼻炎や副鼻腔炎になることがある．これはウイルスにより鼻腔や副鼻腔の上皮が破壊，損傷を受けた結果，常在菌が内因性感染を起こしたからである．このように，ある微生物による感染が原因で局所環境が変化することで，別の微生物の感染を誘発することをスーパーインフェクションという(*図7*)．ただし，このスーパーインフェクション，いろいろな意味で使われていて混乱している．ウイルス学では2種類のウイルスが1つの細胞に感染する，いわゆる重複感染のことをスーパーインフェクションと呼ぶこともあれば，抗菌療法などで感受性のある細菌が減少し，その結果別の細菌が勢力をもって感染が成立することをスーパーインフェクションということもある．難治性の

補佐役としてのウイルス

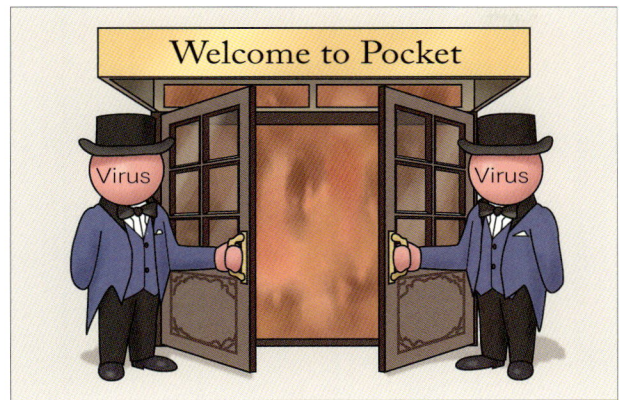

図8 ウイルスは歯周病の病因論で主役ではないが、歯周病菌という主役をサポートする役割を果たす可能性がある.

歯周病予防？

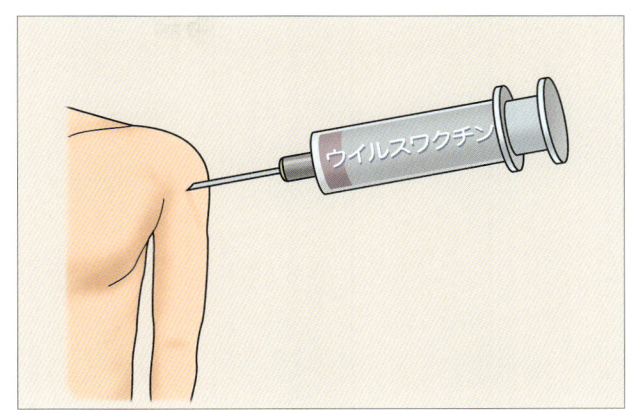

図9 もし歯周病発症のきっかけにウイルスがかかわっているのであれば、ウイルスワクチンが歯周病予防につながる可能性がある.

歯周炎に対して抗菌療法をしていて、歯肉縁下にいた少数の腸球菌や緑膿菌、ブドウ球菌などが感染を起こすという報告もある[3,4].

個人的にはウイルス感染の後の細菌感染に大変興味がある. 歯周病ではあまりウイルスのことには言及されないが、報告は限られてはいるものの、アングラで（？）研究は進められている. 将来、歯周病の病因論に急展開があるかもしれないので、歯周病とウイルスの関係を簡単に整理しておきたいと思う.

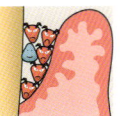
6. 歯周病における ウイルスの役割

歯周病の原因はウイルスだった…となれば、われわれ歯科医師だけでなく世界は大騒ぎだ. 今までの研究や病因論はなんだったんだという思いが込み上げてくる. でもご安心ください. 今のところその心配はないようだ. しかしながら、新しい展開もいくつかあるのでその点を中心にお話ししたいと思う.

確かにウイルス単独で歯周病を発症することはないようなので、ウイルスが歯周病の原因とはいえないようだ. でも歯周病の補佐役としての役割は果たしている可能性がある（図8）. 前述のスーパーインフェクションのコンセプトがそのまま流用できるのだが、ウイルス感染によってポケット上皮が何らかの影響を受け、その後の歯周病菌による感染を受けやすくなるという考えだ. ウイルスの候補としては *Herpes virus* や *Epstein-Barr virus*, *Cytomegalovirus* などが有力候補として挙がっている[5]. これらは歯周組織からの検出率も比較的高く注目されている.

古い表現かもしれないが、限局型の若年性歯周炎という病態がある. 中切歯と第一大臼歯に限定した深い骨欠損を認める特徴がある. 中切歯も第一大臼歯も萌出時期がほぼ同じなので、そのときに歯周病菌（第一候補が*A.a.*菌）の感染を受け、その後すぐに宿主の免疫能により他の部位への伝播が抑えられたのであろうと推測されている. しかしウイルスが中切歯と第一大臼歯に感染することで、その後その部位が特異的に細菌感染のターゲットになったという捉え方も可能だ.

このように、スーパーインフェクションにおける第一感染をウイルスが担うということになれば、歯周治療が根本的に変わる可能性もある. なぜなら最初のウイルス感染を防ぐことでその後の歯周病菌感染を予防できるのであれば、ウイルスに対するワクチンは歯周病の予防ワクチンになるかもしれないからだ（図9）.

コラム de 感染症③　内因性と外因性の境界線

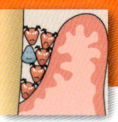

「歯周病は内因性感染であって，健康なときから歯肉溝内に住み着いている常在菌が日和見感染を起こすのだ．」と言い切る先生がおられた．私は気が小さいせいか，自分に自信がないからか，反論はしない．それより内因性感染と言い切ってしまう勇気に憧れにも似た気持ちをもってしまう．その先生も勘違いされていたようなのだが，腸管出血性大腸菌（O-157やO-111など）による感染を内因性感染だと思っている人がいるが，それは間違いである．もちろんわれわれの腸管内には大腸菌が常在菌として住み着いている．しかし悪さをする腸管出血性大腸菌はそれとは別に外から入り込んできた細菌である．つまり外因性感染ということだ．外因性感染であるからこそ，生肉を避けたり，手洗いをして食中毒に気をつけましょうということを言うのだ．

腸管に住み着く常在菌である大腸菌が，腸管破裂をきっかけに腹腔内に拡がれば感染を起こすし，腸管破裂まで起こさなくても，膀胱炎などの尿路感染症の起因菌ダントツトップの座は長年大腸菌がキープしている．これらは常在菌が引き起こすという意味では内因性感染であるが，本来常在している場所とは違うところで感染を起こしているという意味では外因性感染である．

健康歯肉溝と思われるようなところにも歯周病菌と呼ばれるような細菌が見つかる．これはもうすでに外因性感染を起こしてたまたま発症していない歯周病菌なのか，あるいは悪事を働かない常在菌なのかは判断が難しい．そもそも常在菌のリストアップができていないのだから話が前に進まない．大腸菌のように常在菌として基本的には"おとなしい"クローナルタイプと，ベロ毒素のような遺伝子を獲得した"やっかいな"クローナルタイプが歯周病菌にもあるのかもしれない．この可能性はおおいにある．実際 *Porphyromonas gingivalis*（以下 *P.g.* 菌）の線毛タイプⅡ型，*Aggregatibacter actinomycetemcomitans*（以下 *A.a.* 菌）のJP2などは現在注目されている"やっかいな"クローナルタイプである．これらが歯肉溝内に入り込んで，宿主が抑えきれない場合に歯周病が発症，進行するという可能性はあるだろう．

ただ，このようなクローナルタイプというのは何を基準にしてタイプを分けるのかという大きな"バクチ"が存在する．たとえば，ある母集団のなかで，メガネをかけている人のかぜ罹患率が高いと，メガネをかけているタイプはかぜを発症しやすいという誤った（たぶん誤りである）結論に導かれてしまうことがあるからだ（図1）．もし，かぜ罹患率が明らかに大きく異なるというのであれば，かぜのウイルスが蔓延している場所にたまたまメガネをかけた人が居合わせたというような別の原因があるのかもしれない．*A.a.* 菌のSerotype bというタイプは病原性が強いといわれることが多いものの，場所によっては強い病原性が確認できていない国もある．もしかしたら微妙にバクチではずれた可能性がある．人類の移動を遺伝子で追跡するような手法で，JP2というクローナルタイプの移動が調べられているが，これも"はずれ"でないことを祈っている．

P.g. 菌や *A.a.* 菌などが主要な歯周病菌だと仮定

参考文献

1. Kumar PS, Griffen AL, Barton JA, Paster BJ, Moeschberger ML, Leys EJ. New bacterial species associated with chronic periodontitis. J Dent Res 2003；82（5）：338-344.
2. Socransky SS, Haffajee AD. Dental biofilms：difficult therapeutic targets. Periodontol 2000 2002；28：12-55.
3. Slots J, Rams TE, Listgarten MA. Yeasts, enteric rods and pseudomonads in the subgingival flora of severe adult periodontitis. Oral Microbiol Immunol 1988；3（2）：47-52.

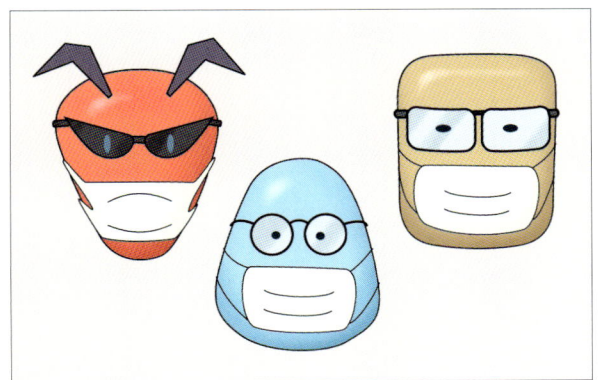

図1 メガネは危ない？
メガネをかけている人がたくさんかぜを引いているからといって，メガネがかぜの原因とは限らない．

して，しかもそのなかの，あるクローナルタイプがとくにやっかいな悪玉だと仮定して研究していくのは大きなリスクを伴う．"主要な"というところで"はずれる"可能性もあるし，"タイプ分け"で"はずれる"可能性もある．口腔内の常在菌の半分以上が培養できないために，NIHが始めた常在菌の検索プロジェクト（Human Microbiome Project）はDNAを相手に調べている．この結果を待って，悪玉菌をDNAレベルで検索し，どのような遺伝子をもっている細菌がやっかいなのかを検索するプロジェクトも立ち上げてもらいたいものだ．そこまでいくと歯周病発症のスイッチが入ってしまう外来遺伝子検索がターゲットになるので，現在行われているポケット内の細菌検査も，遺伝子検査に切り替わることになるかもしれない．だって，細菌の分類というタイプ分けも"はずれている"可能性があるわけだし….

4．Rams TE, Feik D, Slots J. Staphylococci in human periodontal diseases. Oral Microbiol Immunol 1990；5（1）：29-32.
5．Slots J. Human viruses in periodontitis. Periodontol 2000 2010；53：89-110.

7．話のすり替え？

その感染が内因性なのか，外因性なのかという問題は感染症治療の根本をなすものである．なぜなら内因性細菌は"そこにいてもよい菌"であって，外因性細菌は"そこにいてはいけない菌"だからである．そのため内因性感染の治療はあくまでアクティビティを下げて元の常在菌叢のバランスに戻すことが目標になるし，外因性感染の治療はその細菌の根絶が目標になる．

しかしながら，歯周抗菌療法における目標をどこに設定するかという段になっては，このコンセプトはあえてスルーされる．健康歯肉溝では少なくて，ポケットで増えている細菌が病原菌であり，その数をコントロールすることが治療の目標だとロジックの変更が行われるからである．私見ではあるが，これはおそらく内因性，外因性という議論はまだまだ不確定な部分が多く，しかもそのコンセプトに基づく治療というのも難しいという分厚い壁が原因のように感じる．そのため壁を破るのではなく，回避するために別のロジックで迂回しているのである．

われわれはいまだ破られないその壁をときどき"チラ見"する必要がある．なぜなら，増えている細菌が病原菌という考えはとりあえず是としても，どこまで減らすべきかというのはまだ結論がでていないのである．もし *P. gingivalis* を外因性細菌と考えるのであれば，ポケット内でゼロを達成するのが目標になるが，抗菌療法後数か月で少しでも発見されれば治療が成功したとは言いがたい．また，内因性細菌と考えるのであれば，どれくらいのレベルまで減らせばよいのかわからない．

歯周病の原因微生物に関して，主に"わからないこと"を中心にまとめた．"わからない"ということを知性の中心にするほうが健康的な展開になるように思うからである．次章からは"わかっていること"を中心に展開する．

第Ⅰ部　感染症学

第Ⅰ部 第3章

臨床細菌学概論

はじめに

　感染症を理解するには，感染症という病態と，細菌，抗菌薬の3つの分野を同時に学ばなければならない．同時というのがミソで，感染症と細菌，抗菌薬という3つの軸からなる三次元の理解が必要だからだ．実際は，まったく同時に勉強することは不可能なので，筆者のつたない経験からすると，まず細菌を知り，その後に抗菌薬を理解するのが早道なように思う．感染症はチラ見だけしておいて，ひたすら細菌と抗菌薬を交互に勉強していると，あるとき1つの構成が浮かび上がってくる．そのときしっかり感染症と関連づければ，少なくとも感染症医気分にはなれる．

　そこで，本章では細菌についての基礎的情報を整理しておく．あくまで基礎的な知識なので，しかるべき成書で肉付けされることをお勧めする．

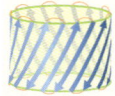 ## 1．グラム染色って今でも大事？

　第1章の話を思い出していただきたい．エンピリック（経験的）治療を開始するときの大きな武器にグラム染色を採用していた．緊急性の高い感染症の場合，起因菌のリストがだいたいわかっているので，グラム染色の結果でかなりターゲットを絞ることができた．学生時代に行った古い染色法というようなイメージが強いかもしれないが，いまだに現役選手である．しかもバリバリの．

　グラム染色はなんといってもすぐに結果がでるところが最大の武器である．そのうえ，安価．基本的に色と形しかわからないシンプルなものではあるが有用性は高い．青っぽく染まるグラム陽性菌と，赤っぽく染まるグラム陰性菌のどちらなのかがわかるだけでもかなりターゲットが絞れる．しかも形が球菌か桿菌かもわかるのでさらに絞り込みができるわけだ．感染症で問題になりやすい細菌はグラム陽性球菌とグラム陰性桿菌．グラム陽性球菌の場合でも，鎖状につながったもの（＝連鎖球菌）か，房状に集まったもの（＝ブドウ球菌）かも区別できる．

　また，採取してきた試料に重層扁平上皮などの余計なものが混入していたりすると，唾液のようなものの混入を疑うので，試料自体の信頼性を判断できる（図1）．好中球による貪食像があれば，それが起因菌である可能性が高い（図2）．起因菌以外の菌によるコンタミネーションは細菌検査には常に付きま

第 3 章　臨床細菌学概論

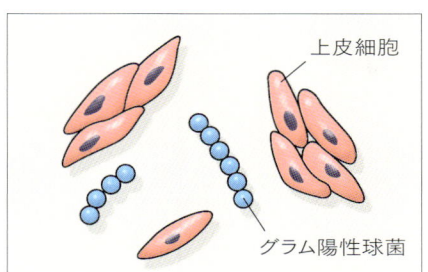
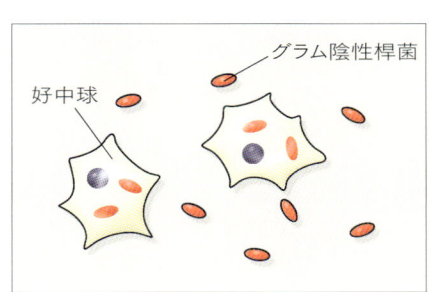

図1　試料に上皮細胞と連鎖球菌（グラム陽性球菌）が認められる．この場合，この連鎖球菌が起因菌なのか，それとも唾液の混入による口腔内の連鎖球菌なのか判断できない．

図2　好中球による細菌の貪食像は試料採取後には起こりにくい．そのため試料採取部位で好中球が敵とみなして攻撃をしていることを意味する．つまり起因菌の可能性が高い．

とう問題なので重要である．これは信頼性が高いと思われている培養検査でも同じで，培養して生えてきた菌が起因菌とは限らない．術者の手指や唾液の細菌が生えてくることもあるからだ．そのため，たとえば血液培養などをするときには必ず2セット採取する．1セットだけだと生えてきた菌が起因菌なのかコンタミなのか判断できないが，2セットとも生えてくればほぼ起因菌と考えてよい．ちなみに3セット以上増やしても感度は大して上がらないようだ．

このように，グラム染色はエンピリック治療には欠かせない診断法である．しかも細菌を理解するうえでも大変重要な情報を提供してくれる．グラム染色に絡めて本書の礎になるところをまとめておく．染色法そのものについては成書を読まれたい．

2．グラム陽性菌とグラム陰性菌

グラム染色で染色性に違いがでるのは細菌の構造に依存している．細菌はわれわれの細胞と似たような細胞膜をもっているが（これはグラム陽性菌でもグラム陰性菌でも同じ），それだけでは厳しい環境で生きていけないので，その外側に細胞壁という特殊な鎧をもっている．グラム陽性菌ではペプチドグリカンという網目状の丈夫な鎧が分厚く細胞膜の上を覆っている（*図3*）．それに対してグラム陰性菌では細胞膜の上にペリプラスム腔というスペースに薄いペプチドグリカンがあり，さらにその上に外膜とい

うグラム陰性菌特有の膜で覆われている（*図4*）．つまりグラム陽性菌の細胞壁は分厚いペプチドグリカン，グラム陰性菌の細胞壁は薄いペプチドグリカンと外膜ということになる．

βラクタム薬といわれるペニシリン系やセファロスポリン系の抗菌薬は一般に細胞壁合成阻害薬といわれているが，具体的にはこのペプチドグリカンの合成を阻害する．名前から想像できるとおり，ペプチドグリカンはオリゴペプチドという数個のアミノ酸の鎖とグリカンという糖の鎖が網目状につながっている（*図5*）．これが合成されるとき，つまり細胞質内でつくったアミノ酸の鎖を細胞膜の外に突き出した後，その鎖どうしをつなぐ酵素（＝ペニシリン結合タンパク，Penicillin binding protein：PBP）があるのだが，それをβラクタム薬はじゃまする．

さて，このβラクタム薬，グラム陽性菌であればペプチドグリカンの網目をすり抜けてPBPまで簡単に到達するが，グラム陰性菌は1つ障壁がある．それが外膜．抗菌薬が外膜を通過しないかぎりβラクタム薬はPBPに到達できないし，ましてやマクロライド系のようなタンパク合成阻害剤だと細胞質内まで入り込まなければならないので外膜通過は必須となる．この外膜を抗菌薬が通過するときの通路はポーリンと呼ばれる穴である（*図6*）．

このポーリンはポーリンタンパクで枠組みができた孔であるが，数や大きさは菌種によって異なる．大腸菌などは外膜タンパク質の約50％はポーリンタンパクで，大腸菌1個あたり約10^5個のポーリンが

29

第Ⅰ部　感染症学

グラム陽性菌

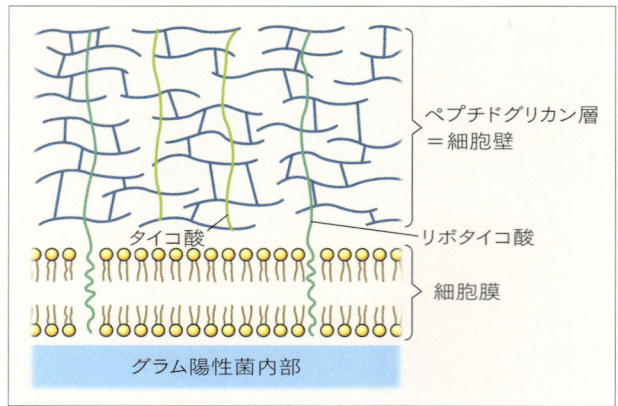

図3　グラム陽性菌の細胞壁は分厚いペプチドグリカン層でできている．

グラム陰性菌

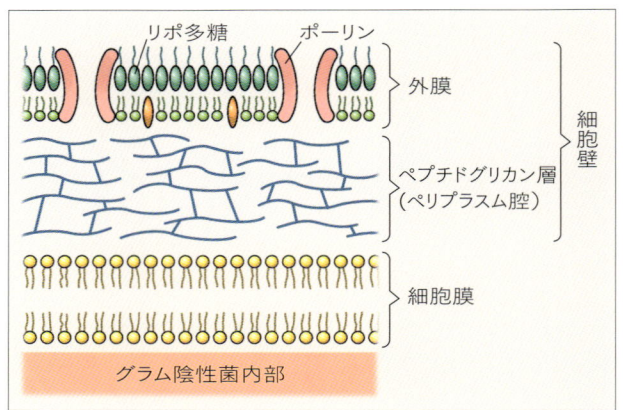

図4　グラム陰性菌の細胞壁は外膜とペリプラスム腔からなり，ペリプラスム腔には薄いペプチドグリカン層がある．

ペプチドグリカン

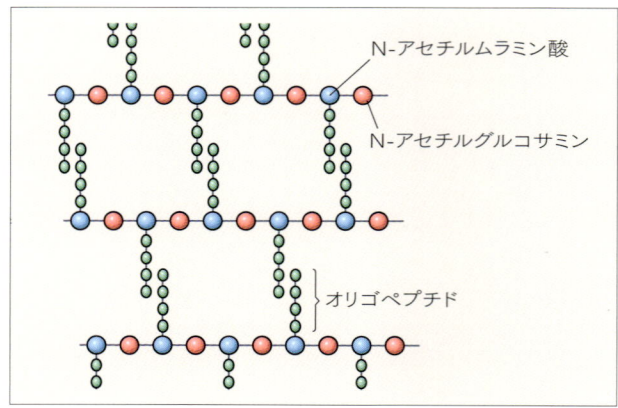

図5　強い横糸である糖鎖はN-アセチルムラミン酸とN-アセチルグルコサミンが交互につながっている．この鎖から突き出すオリゴペプチドは他の鎖から突き出るオリゴペプチドと架橋することで縦糸ができ上がり，ペプチドグリカンという強い網ができる．このオリゴペプチドどうしの架橋をじゃまするのがβラクタム薬である．

ポーリンタンパク

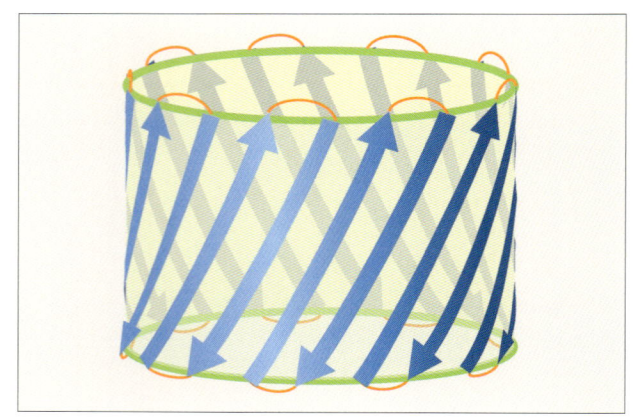

図6　グラム陰性菌の外膜にあるポーリンは主にβシートと呼ばれる形態のタンパク質で囲まれて筒状にできている．筒の外側は疎水性になっていて外膜となじむようになっており，内側は親水性で各種イオン，糖，アミノ酸などの通り道になる．

存在する計算になり，抗菌薬が届きやすいことがわかる．それに対して耐性化を起こしやすいことで有名な緑膿菌（Pseudomonas aeruginosa）やアシネトバクター（Acinetobacter）は数が少ないうえに孔径も小さいため，抗菌薬の透過性が悪い（アシネトバクターでは外膜タンパク質中のポーリンタンパクは約2％！）．このように菌種による差異はあるが，だいたい分子量600くらいが通過できる抗菌薬の限界ではないか

と考えられている．ということは分子量1,000をはるかに超えるバンコマイシンや，700を超えるマクロライド系はポーリンを通過しにくいことになる．一般的に抗菌薬はグラム陽性菌には効きやすいが，グラム陰性菌には効きにくいというのはこのような理由が考えられ，そのため多くの抗菌薬開発はいかにグラム陰性菌をターゲットにできるかを追究してきた歴史をもっている（キノロンだけは逆）．ただし，

グラム陽性球菌とグラム陰性桿菌

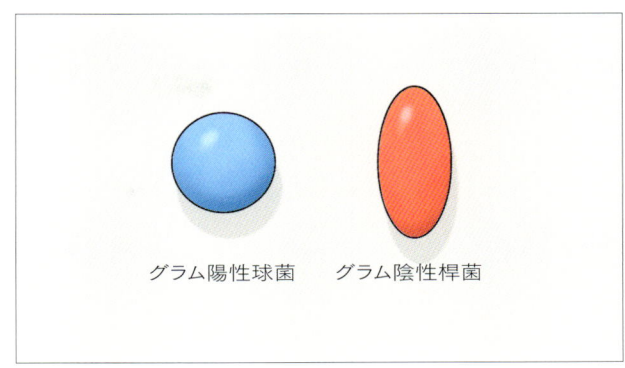

図7 感染症で主に問題になるのはグラム陽性菌では球菌，グラム陰性菌では桿菌である．歯周病菌のほとんどはグラム陰性桿菌である．

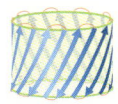
3．球菌と桿菌

　細菌の形も重要な情報である．球菌や桿菌，線状菌，ラセン菌，不定形菌などいろいろあるが，メインは球菌と桿菌である．しかも感染症で問題になる細菌は，グラム陽性球菌とグラム陰性桿菌が多い（図7）．ちなみに歯周病菌は主にグラム陰性桿菌である[1]（スピロヘータは唯一ラセン菌）．

　ミュータンス菌は連鎖球菌（Streptococcus）の一種だが，これはグラム陽性球菌に属する．球菌が鎖状に連鎖しているので，グラム染色でもわかりやすい．連鎖球菌は最近では人食いバクテリアとして壊死性筋膜炎の起因菌としても注目されている．種は異なるがポケット内でも連鎖球菌は見つかる．Yellow complex と呼ばれるグループで，ピラミッドの底辺で見つかるので，根面に最初に定着してくる細菌である（＝ early colonizer）[2]．

　鎖状ではなく，房状に集まっていると，これはブドウ球菌（Staphylococcus）と呼ばれる菌種である．臨床上問題になるのは黄色ブドウ球菌（Staphylococcus aureus）と表皮ブドウ球菌（Staphylococcus epidermidis），腐生ブドウ球菌（Staphylococcus saprophyticus）の3種類．どれもグラム陽性球菌だが，黄色ブドウ球菌はコアグラーゼ陽性で，表皮ブドウ球菌と腐生ブドウ球菌はコアグラーゼ陰性なので区別がつく．黄色ブドウ球菌は心内膜炎や菌血症の原因に，表皮ブドウ球菌はカテーテルなどの医療器具への感染の原因に，腐生ブドウ球菌は市中尿路感染症の原因となる．雪印食中毒事件は黄色ブドウ球菌のだすエンテロトキシンが牛乳に混入したのが原因だった．連鎖球菌はペニシリンが効きやすいが，ブドウ球菌では効きにくい．そもそもペニシリンの開発は黄色ブドウ球菌の耐性化に対抗するかたちで進んできた経緯がある．難治性の歯周炎に対して抗菌療法を続けているとブドウ球菌や緑膿菌などが繁殖しだしたり[3]，インプラント周囲炎から見つかることがあるようだ[4]．インプラント周囲炎の起因菌は歯周病菌といわれることが多いが，体に挿入される医療器具にブドウ球菌が繁殖するのは有名なことで，感染症医にとってはそちらのほうが"普通"である．

　髄膜炎菌（Neisseria meningitidis）と淋菌（Neisseria gonorrhoeae）はグラム陰性の球菌で有名である．第1章で述べた細菌性髄膜炎の起因菌で肺炎球菌と髄膜炎菌が挙げられ，グラム染色をしたところグラム陽性ということで髄膜炎菌がはじかれた．肺炎球菌（Streptococcus pneumoniae）はグラム陽性球菌で肺炎や髄膜炎の起因菌になるが，最近はワクチンも実施

第Ⅰ部　感染症学

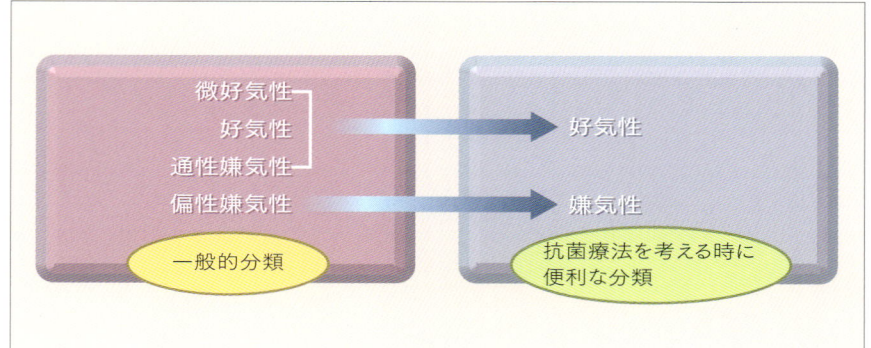

図8　抗菌薬のスペクトラムを考えるときには，偏性嫌気性菌を嫌気性菌，その他を好気性菌と分類すると理解しやすい．

されるようになってきている．子どもの髄膜炎の起因菌の1つであるインフルエンザ菌（*Haemophilus influenzae*）莢膜タイプbとともに日本におけるワクチン普及が望まれている（インフルエンザ菌はグラム陰性桿菌）．

　腸内細菌の代表格といえば大腸菌（*Escherichia coli*）を思いだすかもしれないが，分類上，腸内細菌科に属する大腸菌は腸内細菌の0.1％ほどを占めるにすぎない．ほとんどがバクテロイデス（*Bacteroides*）などの嫌気性菌なのである．しかしながら大腸菌，プロテウス（*Proteus*）などの腸内細菌科のグラム陰性桿菌は尿路感染症などの起因菌となるだけでなく，薬剤耐性の温床としても重要である．経口投与の抗菌薬に何度も曝露される腸内細菌は，抗菌薬による選択圧や細菌間での耐性遺伝子の伝達によりどんどん耐性を生みだすことになる．ポケット内に抗菌薬が届くまでに，腸内細菌をはじめさまざまな細菌に対して選択圧をかけているという認識を忘れてはいけない．

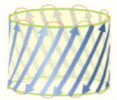

4．好気性菌と嫌気性菌

　さて，ここまで酸素との相性は避けて話をしてきたが，実際は酸素の好きな好気性菌，酸素はあれば使うけれども，なければ使わずに生きていける通性嫌気性菌，そして酸素があると生きていけない偏性嫌気性菌に分かれる（酸素がちょっと少ないほうが好みの細菌や，二酸化炭素をたくさん必要とする細菌などもあるが，話が複雑になるので割愛する）．通性嫌気性菌は酸素OKなので，好気性菌に含めて考えることが多い．つまり感染症医が嫌気性菌といえば通常偏性嫌気性菌を意味する（図8）．

　前項で述べた細菌はバクテロイデスを除いてすべて好気性菌である．腸内細菌のなかではバクテロイデスやクロストリジウム（*Clostridium*）が感染症で重要視される嫌気性菌である．バクテロイデスは歯周病菌として有名な *Porphyromonas gingivalis*（以下，*P.g.*菌）の親戚にあたるので，*P.g.*菌のもともとの環境は腸内ではないかと考える人もいる．われわれにはなじみがないが，バクテロイデス・フラジリス（*Bacteroides fragilis*）は腹膜炎や腹腔内膿瘍の原因菌として重要で，抗菌薬の第一候補は嫌気性菌にしか効かないメトロニダゾールである．またクロストリジウム・ディフィシル（*Clostridium difficile*）は抗菌療法で腸内細菌の細菌叢が変化することで異常増殖し，偽膜性大腸炎を引き起こすことで有名である．クリンダマイシン，アミノペニシリン，セファロスポリンなどの抗菌薬使用が引き金になる．破傷風菌（*Clostridium tetani*）やボツリヌス菌（*Clostridium botulinum*）も嫌気性グラム陽性桿菌であるクロストリジウム属になる．

　感染症医の間では横隔膜より上に住み着いている嫌気性菌にはクリンダマイシン，横隔膜より下に住み着いている嫌気性菌にはメトロニダゾールが有効

表 1 歯周病候補菌リスト.

- ●偏性嫌気性菌
  - *Porphyromonas gingivalis*
  - *Tannerella forsythia*
  - *Prevotella intermedia*
  - *Fusobacterium nucleatum*
  - *Selenomonas sputigena*
  - *Treponema denticola*

- ●通性嫌気性菌
  - *Aggregatibacter actinomycetemcomitans*
  - *Campylobacter rectus*
  - *Eikenella corrodens*

混合感染

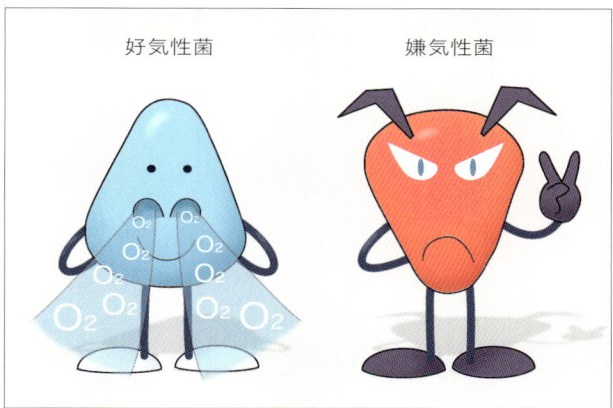

図9 好気性菌が酸素を消費すると酸素濃度が低くなり，嫌気性菌の入り込む余地ができることになる．

と昔からいわれている．その考えからすると，ポケット内はクリンダマイシンがよいということになるが，耐性菌もあり使いにくい状況である．メトロニダゾールは安価で耐性もほとんどなく有効なのだが，日本の歯科では適応になっていない．

歯周病菌には通性嫌気性菌と偏性嫌気性菌があり，大雑把にいうと病原性の強いのは偏性嫌気性菌が多い（表 1）．体の他の部位でもそうなのだが，嫌気性菌感染は混合感染を起こしていることが多い．ポケットもそのパターンなのかもしれない．ポケットの浅い部分には好気性菌がまず定着し（= early colonizer），それによって酸素が消費されだすと，酸素の少なくなった環境でも生きられる通性嫌気性菌や偏性嫌気性菌がはびこるようになる．ますます酸素が少なくなると偏性嫌気性菌（= late colonizer）優位にシフトするのであろう（図 9）．混合感染ということになると抗菌薬のスペクトラムを考慮しなければならなくなり，実際欧米では，歯周病に対して嫌気性菌をターゲットにしたメトロニダゾールと好気性菌をターゲットにしたアモキシシリンの併用療法なども行われている．

細菌を眺めるときに，グラム陽性菌なのかグラム陰性菌なのか，球菌なのか桿菌なのか，好気性菌なのか嫌気性菌なのかという認識ができる歯科医師であれば，グラム陰性嫌気性桿菌である歯周病菌をどう捉えるかは理解できるだろう．これがグラム陽性だったらどう捉えなおすのか，好気性だったらどう捉えなおすのかがわかっているインテリジェンスは抗菌療法を行う歯科医師の必要条件である．

参考文献

1. Slots J. Bacterial specificity in adult periodontitis. A summary of recent work. J Clin Periodontol 1986 ; 13 : 912-917.
2. Socransky SS, Haffajee AD. Dental biofilms : difficult therapeutic targets. Periodontol 2000 2002 ; 28 : 12-55.
3. Slots J, Rams TE, Listgarten MA. Yeasts, enteric rods and pseudomonas in the subgingival flora of severe adult periodontitis. Oral Microbiol Immunol 1988 ; 3 : 47-52.
4. Rams TE, Feik D, Slots J. Staphylococci in human periodontal diseases. Oral Microbiol Immunol 1990 ; 5 : 29-32.

コラム de 感染症④ 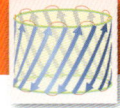 グラム染色

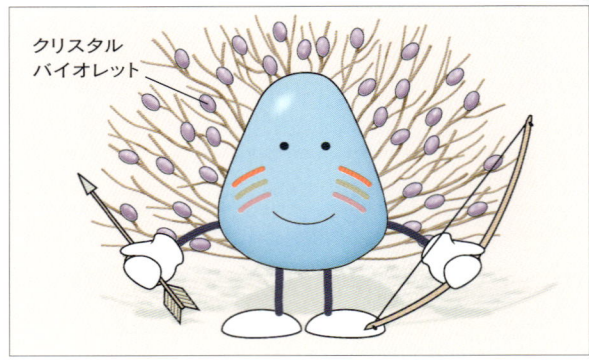

図1 "ブッシュマン"グラム陽性菌．
　厚いペプチドグリカンというブッシュをもっているグラム陽性菌は，クリスタルバイオレットが引っ掛かりやすい．

　歯周抗菌療法でグラム染色をすることは…ない．もしポケット内から採取したサンプルにグラム染色しようものなら，グラム陽性，陰性入り混じって訳のわからない状態になってしまうだろう．なぜなら元来，たくさんの種類と量の細菌がポケット内には生息しているからである．ポケットを深くし，骨を吸収した張本人だけが顕微鏡下で特異的に増加しているわけではないので，グラム染色から得られる情報はほとんどない．だから，しない．
　グラム染色というのは結局，細胞壁表面が生い茂ったブッシュ（別名ペプチドグリカン）で覆われている細菌では，クリスタルバイオレットが引っ掛かって青く見える（図1），つまりそれをグラム陽性菌というわけである．実際はヨードなども投入して色素を巨大化してブッシュに引っ掛かりやすく小細工をするのだが．グラム陰性菌のブッシュは貧相で，しかも外側に外膜という邪魔者もいるので，色素が引っ掛かりにくいし洗い流されやすい．グラム陽性菌と比べやすいようにサフラニンやフクシンのような赤色色素で対比染色をすると，グラム陽性菌が青っぽく，グラム陰性菌が赤っぽく染まるわけである．
　デンマークのハンス・グラム（Hans Christian Joachim Gram）が1884年に発明したこのグラム染色はいまだに現役選手である．位相差顕微鏡では細菌の形や動きしかわからないが，グラム染色を施すと形だけでなく細胞壁の状況が大まかにわかり，エンピリック治療においてたいへん重要な情報になる．歯周抗菌療法のエンピリック治療にグラム染色を採用しないのは，ある意味クールな振る舞いかもしれない．かといって位相差顕微鏡もエンピリック治療の診断ツールにはならないが，患者さんへのモチベーションUPにはつながる可能性がある．
　歯科医師がグラム染色をするということはないかもしれないが，ターゲットとして考えている細菌がグラム陽性菌なのか，グラム陰性菌なのかという認識はたいへん重要である．それにより明らかに抗菌薬の選択が変わってくる．実際はそこに細菌の形が球菌なのか，桿菌なのか，それ以外なのかという仕分けや，嫌気性菌なのか好気性菌なのかという仕分けが重なってくることによりさらに抗菌薬の選択は絞られてくることになる．DNAで細菌を分類，検索する時代にはなっているが，感染症と闘う現場ではいまだにグラム染色は強い武器であることに変わりはない．ああ，偉大なるグラム染色！　でも，歯科医師はしませんが…．

第Ⅱ部 抗菌薬

第1章
ペニシリン ……… 37

第2章
セファロスポリンとカルバペネム ……… 49

第3章
キノロンとアミノグリコシド ……… 56

第4章
マクロライド ……… 63

第5章
その他の抗菌薬
（クリンダマイシン, メトロニダゾール,
テトラサイクリン, クロラムフェニコール） ……… 71

第Ⅱ部 抗菌薬

第1章 ペニシリン

1. 抗生物質と抗菌薬　37
2. ペニシリンの作用機序と耐性との戦い　38
3. ペニシリンの種類　40
4. ペニシリンアレルギーは怖い？　44
5. ペニシリンのPK/PD　45

コラム de 感染症⑤ 選択毒性　43

第2章 セファロスポリンとカルバペネム

1. セファロスポリンの分類 よもやま話　49
2. セファロスポリン分類のピットフォール　52
3. その他のセファロスポリンの問題点　53
4. カルバペネムというβラクタム薬　54

コラム de 感染症⑥ 緑膿菌に要注意　54

第3章 キノロンとアミノグリコシド

1. キノロンの歩み　56
2. キノロンはどのように効くのか？　56
3. キノロンのPK/PD　59
4. どんなシチュエーションでキノロンを使うのか？　60
5. 重要な副作用について　61
6. アミノグリコシド よもやま話　62

コラム de 感染症⑦ 時間依存性と濃度依存性　58

第4章 マクロライド

1. マクロライドの構造と耐性　63
2. マクロライドのPK/PD　66
3. 主要マクロライドの特徴　66

コラム de 感染症⑧ メリット, デメリットという議論　68

第5章 その他の抗菌薬
（クリンダマイシン, メトロニダゾール, テトラサイクリン, クロラムフェニコール）

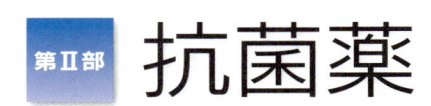

1. クリンダマイシン（ダラシン®）は嫌気性菌に効く　71
2. 嫌気性菌の特効薬, メトロニダゾールについて　72
3. 歯周治療の常連, テトラサイクリンについて　74
4. クロラムフェニコールについて　75

第Ⅱ部 第1章

ペニシリン

はじめに

　第Ⅱ部では抗菌薬に関する知識を整理する．つねに細菌，感染症への視線を忘れないように心がけたい．まずは抗菌薬の基本であるペニシリンからスタートしよう．耐性との戦いや薬物動態など一般論と絡めながら解説する．また，臨床上気がかりなペニシリンアレルギーについても言及する．

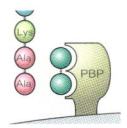

1．抗生物質と抗菌薬

　青かびといえば，しょっぱいブルーチーズくらいしか思いつかない筆者だが，聡明な読者は1928年にイギリスの細菌学者 Alexander Fleming が青かびからペニシリン（Penicillin）を発見した史実に思いをはせるだろう．これが抗生物質開発のスタートだった．Fleming が *Penicillium notatum* という青かびが抗菌物質をつくりだしているのを発見したものの，実際臨床試験が始まったのは1941年だったので，実用化までの紆余曲折がわかる．このように微生物が産生し，他の微生物の発育を阻害する物質のことを抗生物質（antibiotics）という．セファロスポリンも排水溝の *Cephalosporium acremonium* から見つかったので抗生物質である．それに対して化学的に合成した抗菌物質は抗菌薬（あるいは抗菌剤）と呼ばれるが，今では抗生物質も含めて抗菌薬ということが多いので，本書でも天然，合成にかかわらず抗菌薬と称することとする．

　蛇足だが，微生物（主に真菌）がつくりだす抗菌物質で他の微生物が阻害されるのは不思議な気がする．どうしてつくりだした本人は阻害されないのだろう？　実はそれこそが耐性のスタートラインなのだ．現在問題になっている抗菌薬に対する耐性はすでにもともと抗生物質をつくりだす本人が用意していたことになる．抗生物質のスタートと耐性のスタートがまったく同時というのは大変示唆的で皮肉だ．

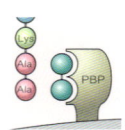

2. ペニシリンの作用機序と耐性との戦い

　ペニシリンの作用機序と，それをすり抜けようとする細菌との戦いは抗菌薬理解の基本であり，以後の抗菌薬の話の潮流を基礎づけるものとなる．ここでは若干紙数を多めに割いて解説したい．

　天然ペニシリン(Penicillin Gなど)の作用点はペニシリン結合タンパク(Penicillin binding protein：以下，PBP)である．ペプチドグリカンは網目状になっていることで細胞壁の強度が増すのだが，ペプチドどうしが架橋して網目状になるのを担当しているのがPBPである(図1)．このPBPをじゃまするのがペニシリンである．PBPが架橋しようとするペプチドのアラニン-アラニンという2つのアミノ酸とペニシリンのβラクタム環が似ているために，PBPはペプチドと結合する代わりに誤ってペニシリンのβラクタム環に結合してしまう(図2, 3)．これによってペプチド架橋が阻害されてペプチドグリカンの弱体化が起こり細菌は破壊に追い込まれてしまう．

　最初はこれで細菌を撃破できたのだが困ったことが起こった．黄色ブドウ球菌の一部で効かなくなってしまったのだ．それは黄色ブドウ球菌がβラクタマーゼをつくるようになったからだ(図4)．このβラクタマーゼはPBPと少し似ているところがあって，ペニシリンのβラクタム環と結合できる．しかもそのβラクタム環を破壊する作用までもっているのである．これによりペニシリンをβラクタマーゼが処理してくれている間に細菌は安心してペプチド架橋ができるようになったわけである．

　そこで考えだされたのが，抗黄色ブドウ球菌活性をもつペニシリンである．このペニシリンは天然ペニシリンと少し形が違うためにβラクタマーゼが結合できなくなる(図5)．メチシリンやナフシリン，オキサシリンなどの抗黄色ブドウ球菌活性をもつペニシリンはβラクタマーゼ問題のブレイクスルーとなった．実はこの種類の抗菌薬は臨床現場ではまだ役に立つのだが，日本ではなぜか認可されていない．

　黄色ブドウ球菌も負けてはいない．つぎなる戦略をぶつけてきた．それはPBPの形を少し変えたのだ(PBP2')．ペニシリンはPBPに特異的に結合するので，PBPの形が微妙に変わるだけで結合できなくなってしまう(図6)．これが有名なMRSA(Methicillin-resistant *Staphylococcus aureus*)である．このMRSAは1961年に英国で最初に報告され，1980年代には日本にも上陸した．

　敵もさるものと感心していられない．つぎに人類のとった戦略はなんと古い抗菌薬の復活であった．それがバンコマイシン(Vancomycin)である．バンコマイシンは過去に売り出されていたものの，副作用のために市場から消えていた．しかしその後，精製のときの不純物の混入が原因だったことが判明し見事復活を果たすことになった．しかも，MRSAに対抗するという重大使命をもって．ペニシリンはそもそもPBPに結合するものであった．しかしバンコマイシンが結合するのはPBPが結合する相手であるアラニン-アラニンのペプチド鎖のほうである(図7)．これによりPBPが変異しても影響がなくなったわけである．黄色ブドウ球菌もさぞびっくりしたことだろう．これにより現在でも多くのMRSAはバンコマイシンで治療可能である．

　しかしながら，とうとうバンコマイシンも伝家の宝刀ではなくなってきつつある．黄色ブドウ球菌のなかにはアラニン-アラニンの配列を乳酸-アラニンに変更したものが現れたのだ(図8)．これではバンコマイシンが結合できない．どうしてそんな裏技ができるようになったのかを調べると，どうも腸球菌が本来もっていたVanA遺伝子を黄色ブドウ球菌が獲得したことが原因らしい．現在，バンコマイシン耐性黄色ブドウ球菌に対してはリネゾリドやストレプトグラミンB，チゲサイクリンなどの最新の抗菌薬で対抗しているところだが….

　事態は刻々と変化しているだろうし，地域によって状況が異なるだろうが，天然ペニシリンで効果のあるような黄色ブドウ球菌は全体の5％程度といわれている．βラクタマーゼを産生するものの，メチ

細胞壁合成阻害という戦い

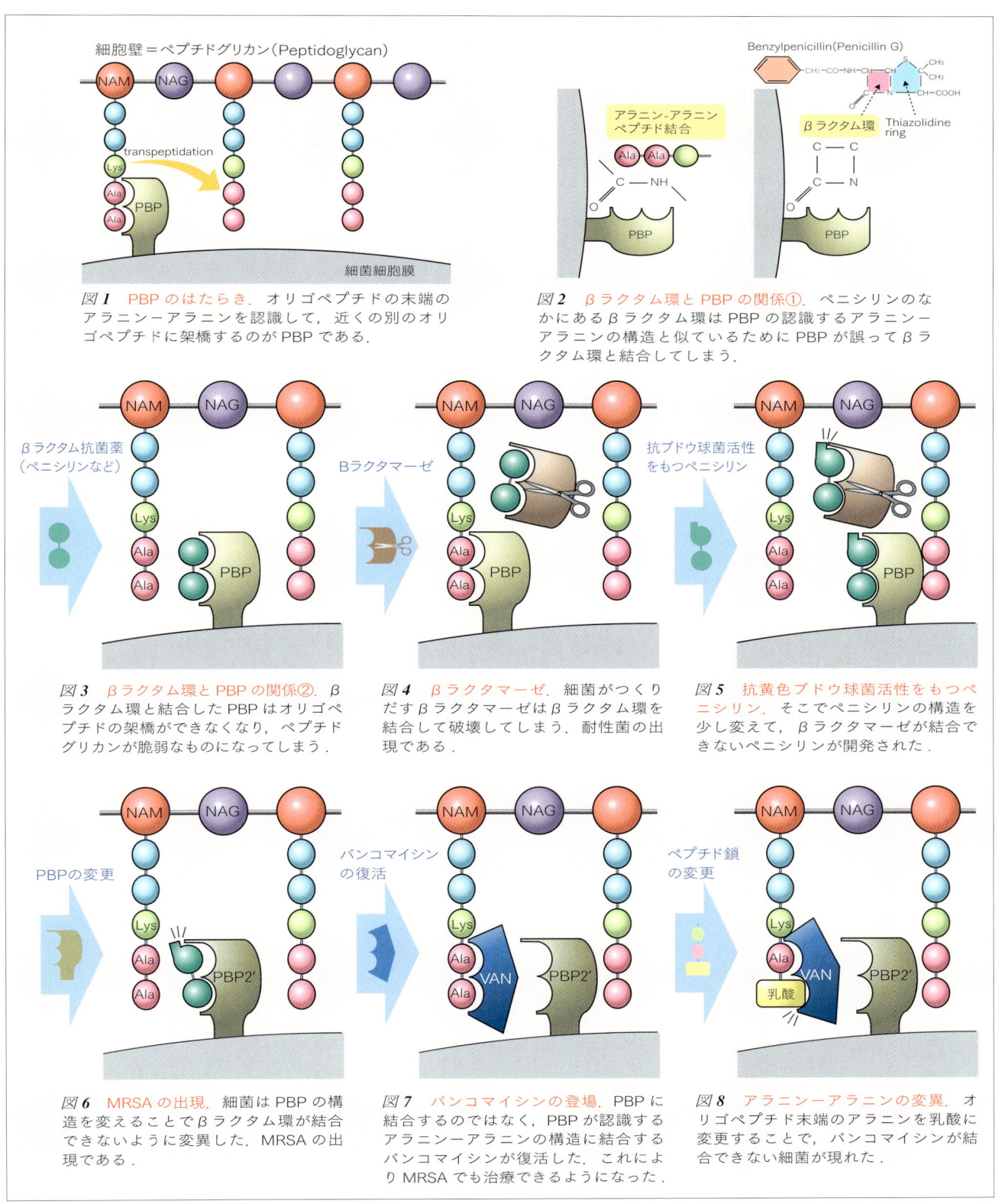

図1 **PBPのはたらき**．オリゴペプチドの末端のアラニン−アラニンを認識して，近くの別のオリゴペプチドに架橋するのがPBPである．

図2 **βラクタム環とPBPの関係①**．ペニシリンのなかにあるβラクタム環はPBPの認識するアラニン−アラニンの構造と似ているためにPBPが誤ってβラクタム環と結合してしまう．

図3 **βラクタム環とPBPの関係②**．βラクタム環と結合したPBPはオリゴペプチドの架橋ができなくなり，ペプチドグリカンが脆弱なものになってしまう．

図4 **βラクタマーゼ**．細菌がつくりだすβラクタマーゼはβラクタム環を結合して破壊してしまう．耐性菌の出現である．

図5 **抗黄色ブドウ球菌活性をもつペニシリン**．そこでペニシリンの構造を少し変えて，βラクタマーゼが結合できないペニシリンが開発された．

図6 **MRSAの出現**．細菌はPBPの構造を変えることでβラクタム環が結合できないように変異した．MRSAの出現である．

図7 **バンコマイシンの登場**．PBPに結合するのではなく，PBPが認識するアラニン−アラニンの構造に結合するバンコマイシンが復活した．これによりMRSAでも治療できるようになった．

図8 **アラニン−アラニンの変異**．オリゴペプチド末端のアラニンを乳酸に変更することで，バンコマイシンが結合できない細菌が現れた．

図1〜8　黄色ブドウ球菌とβラクタム薬の戦いの軌跡．

図9 ペニシリンGの化学式.
図10 アンピシリンの化学式.

シリンなどの抗黄色ブドウ球菌活性をもつペニシリンが効く（Methicillin-sensitive *Staphylococcus aureus*：MSSA）のは50％程度．残りはMRSAとバンコマイシン耐性黄色ブドウ球菌と考えられている．

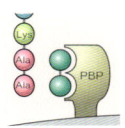

3．ペニシリンの種類

ペニシリンは作用機序や抗菌スペクトラムから5種類に分類するのが理解しやすい．広域ペニシリン以外のペニシリンは抗菌スペクトラムが狭いため，ターゲットに感受性さえあれば理想的な抗菌薬である．広域スペクトラムの抗菌薬から de-escalation するときにも候補となる抗菌薬である．

①天然ペニシリン（図9）

日本ではペニシリンGが入手可能であるが，アミノペニシリンやセファロスポリンで代用できるものが多いため使用頻度は激減している．咽頭炎や副鼻腔炎のような上気道炎や軟部組織の感染症などが適応となっている．これらは連鎖球菌やブドウ球菌などの好気性のグラム陽性球菌が原因であることが多いからだが，黄色ブドウ球菌はβラクタマーゼをつくったり，PBPを変異したりするようになって使いにくくなっている．肺炎球菌もPBPの変異をともなうものが増えてきているが，多少の耐性であっても高用量を使用すれば治療可能である．ただし，ペニシリンは髄膜への移行は悪いので，髄膜炎の場合は使用を避ける．

軟部組織の感染症としては人食いバクテリアで一躍有名になったA群溶連菌による壊死性筋膜炎がペニシリンの適応である．溶連菌の出す毒素タンパクを抑えるためにクリンダマイシンとの併用療法がとられることが多いようだ．ただし，壊死性筋膜炎の治療で大切なのは壊死組織のデブライドメントである．壊死性筋膜炎は感染症エマージェンシーの1つで治療が遅れると命を落とすことになりかねない．起因菌としてはA群溶連菌が有名だが，嫌気性菌やグラム陰性菌が原因のこともあって，その場合はペニシリンでは治療できない．エマージェンシーということはエンピリック治療をスタートしなければならないので，グラム陽性菌，グラム陰性菌，嫌気性菌（つまりほとんどの細菌！）に有効なカルバペネムを使う（ペネム系については次章で後述）．培養検査でA群溶連菌とわかったらペニシリンに de-escalation することになる．

第Ⅰ部第1章で細菌性髄膜炎を考えた．成人だったので肺炎球菌と髄膜炎菌が候補に挙がったが，グラム染色で陽性球菌を見つけたため肺炎球菌に対するエンピリック治療を開始した．中等度くらいまでの耐性であれば肺炎球菌にはペニシリンが効くのだが，脳脊髄液中への移行が悪いためセフトリアキソンなどの第3世代セファロスポリンを採用したのであった．このときグラム陰性球菌が見つかっていたらどうだろう？　この場合，髄膜炎菌が起因菌として考えられるが，髄膜炎菌は今でもペニシリンがよく効くことで有名である．しかしながら，やはり髄膜への移行を考えてセフトリアキソンが正解となる．もう1つペニシリンがよく効く細菌がいる．梅毒トレポネーマ（*Treponema pallidum*）である．とくに神経梅毒にはペニシリン以上の治療薬はない．

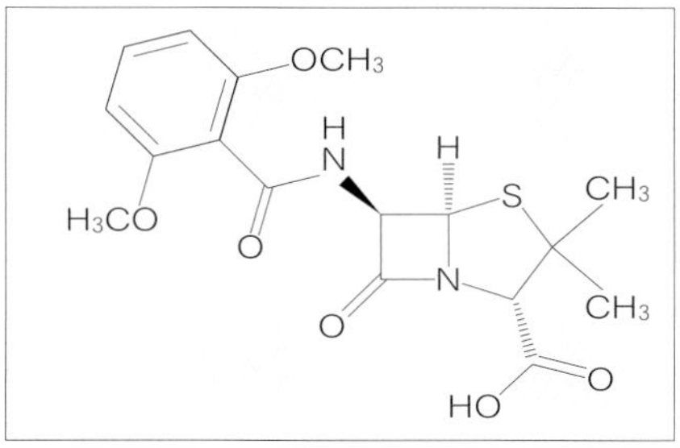

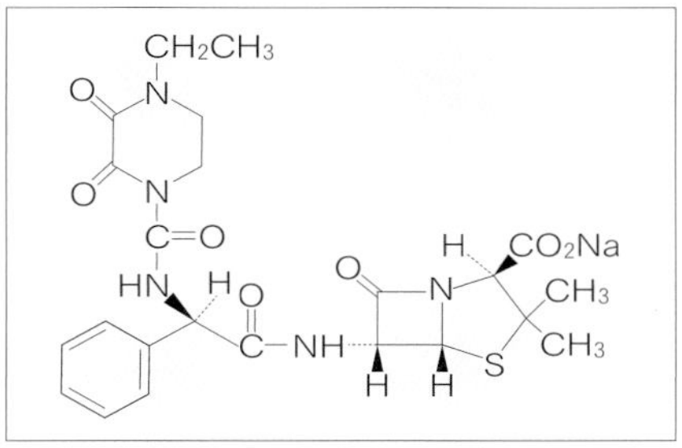

図11　メチシリンの化学式.
図12　ピペラシリンの化学式.

② アミノペニシリン(図10)

　アミノ基が付いたペニシリンでアンピシリン(Ampicillin)とアモキシシリン(Amoxicillin)がある．アミノ基が付くだけで親水性が増し，グラム陰性菌のポーリンも若干通過しやすくなっている．アンピシリンのベンゼン環にOH基が付いたのがアモキシシリンで，これだけで腸管からの吸収が劇的に向上した．アミノペニシリンは現在，天然ペニシリンの代わりに使われることが多いが，腸球菌感染症やリステリア感染症(食中毒や髄膜炎)にも使われる(これらはセファロスポリンではどの世代であってもまったく効かない！)．

　アミノペニシリンは誤ってウイルス性咽頭炎に処方すると皮疹がでることで有名である．*Epstein-Barr virus* が原因のときに多いようだが，他のウイルスでも起こる．これをペニシリンアレルギーと誤診断することが多いので，咽頭炎ではアミノペニシリンを使わないほうが無難である．ちなみに歯科治療にともなう心内膜炎予防には連鎖球菌を想定してアモキシシリンを使うのが第一選択である．

③ 抗黄色ブドウ球菌活性をもつペニシリン(図11)

　βラクタマーゼという武器を手に入れた黄色ブドウ球菌に対抗してつくられた合成ペニシリンである．ただしPBPに変異をきたしたMRSAには無効である．MRSAのMはメチシリン(Methicillin)で，ナフシリン(Nafcillin)やオキサシリン(Oxacillin)とともにこのクラスのペニシリンの代表である．メチシリンはType IIアレルギーの間質性腎炎を起こしやすいということでマーケットから消えたが，名前だけ残っている．残念ながらナフシリンもオキサシリンも日本には入ってきていない．

④ 広域ペニシリン(図12)

　ピペラシリン(Piperacillin)に代表される広域ペニシリンは側鎖の極性が強くなってグラム陰性菌のポーリンを通過しやすくなっている．グラム陽性菌にも嫌気性菌にも効くということで何でもありのような感じを受ける．しかし最大の特徴は緑膿菌に効く可能性があるということである．

　緑膿菌はどこにでもいるような好気性グラム陰性桿菌でヒトの常在菌の1つでもある．これが日和見感染の起因菌として敵に回すと怖いことになる(表1)．信じられないくらいの耐性メカニズムを駆使するので，確実にやっつけられる抗菌薬が存在しないのである．つまり緑膿菌に効く可能性のある抗菌薬はきわめて限られているわけである(表2)．このような抗菌薬を気軽に使ってしまうと，さらに耐性をもったモンスター緑膿菌をつくりだしてしまう．免疫能の落ちた患者さんが集中治療室で使うようなタイプの抗菌薬であるという認識が必要だ．歯科治療で使う妥当性はまず見いだせない．

⑤ βラクタマーゼ阻害薬配合ペニシリン(図13)

　βラクタマーゼでやられやすいのであれば，βラクタマーゼだけを特異的に阻害する薬をペニシリンと併用する方法がある．このβラクタマーゼ阻害薬としてはクラブラン酸(Clavulanic acid)やスルバクタム(Sulbactam)，タゾバクタム(Tazobactam)が知られている．クラブラン酸は真菌がつくりだした天然物だが，スルバクタムとタゾバクタムは合成したものである．これらをペニシリンと配合して，アモキシシリン・クラブラン酸，アンピシリン・スルバク

第Ⅱ部　抗菌薬

表1　緑膿菌の耐性メカニズム.

❶ バイオフィルムを形成する
❷ ポーリンを減らして薬の侵入を阻止したり，排出ポンプで菌体内の薬を外にくみ出す
❸ 薬を破壊したり，修飾して不活化する
❹ 薬の作用部位を変異して作用できなくする

表2　緑膿菌に効果のある可能性のある抗菌薬.

- 広域スペクトラムペニシリン（ピペラシリンなど）
- 第3世代セファロスポリン（セフタジジムなど）
- 第4世代セファロスポリン（セフェピムなど）
- カルバペネム系抗菌薬（イミペネム，メロペネムなど）
- モノバクタム系抗菌薬（アズトレオナムなど）
- アミノグリコシド系抗菌薬（ゲンタマイシン，アミカシンなど）

＊実際は，緑膿菌感染症には併用療法を行うことが基本.

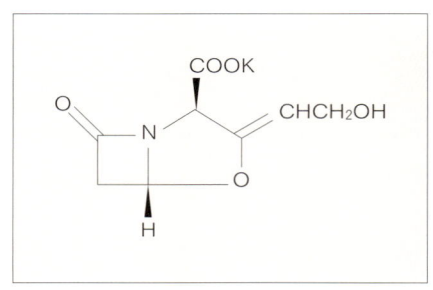

図13　クラブラン酸の化学式.

表3　βラクタマーゼの種類.

	所在，菌種	主な基質	中心物質	備　考
ClassA	プラスミド，大腸菌，クレブシエラ	ペニシリン	セリン	ESBLの多く
ClassB	染色体	カルバペネム	亜　鉛	メタロβラクタマーゼ
ClassC	染色体，エンテロバクター	セファロスポリン	セリン	AmpCの多く
ClassD	プラスミド	オキサシリン	セリン	

＊ ESBL；extended spectrum beta-lactamase. 腸内細菌群（とくに大腸菌，クレブシエラ）は最初ペニシリンだけを分解したが，基質特異性を広げてセファロスポリンも分解するようになった. この場合，カルバペネムで治療.
＊ AmpC；エンテロバクターなどはセファロスポリナーゼ遺伝子を染色体にもつことがある. 通常ブロックがかかっているが，治療の選択圧でブロックの外れた菌が生き残る. カルバペネムしか効かない.

タム，ピペラシリン・タゾバクタムなどが使われている. ピペラシリン・タゾバクタムは最強抗菌薬の1つで現在世界で一番使われている注射用抗菌薬である（第2位はセフトリアキソン）. アモキシシリン・クラブラン酸はオーグメンチン®という名前で歯周治療にも使われている（日本では歯科非適応）.

βラクタマーゼも徐々に種類が増えてきている（表3）. 最初はペニシリンだけに作用していたのが，セファロスポリンや最強抗菌薬の1つのカルバペネムにまで作用するβラクタマーゼ（メタロβラクタマーゼ）まで出現している. 日本でもメタロβラクタマーゼの一種のNDB-1（New Delhi metallo-beta-lactamase 1）を獲得したアシネトバクターや肺炎桿菌で大騒ぎになったのは記憶にあると思う. またESBL（extended spectrum beta-lactamase）というようなペニシリン，セファロスポリン全体に作用するようなβラクタマーゼが大腸菌やクレブシエラのような腸内細菌群でつくられるようになった. 抗菌薬のスペクトラムを広げるのをまねするかのような戦略である. またAmpCのようにプラスミドではなく細菌の染色体に組み込まれて，検査ではβラクタマーゼを産生しないように見せかけ，抗菌薬の選択圧がかかるとβラクタマーゼをつくりだすつわものも現れている. AmpCにはβラクタマーゼ阻害薬は無効だし，ESBLも徐々に効きが悪くなってきている. もちろんMRSAはPBPの問題なので無効である. アモキシシリン・クラブラン酸のような経口薬は腸内細菌群への選択圧になり，さらに耐性が強化されてしまうという状況を考えると，歯科で認可されていないというのは幸いかもしれない. 認可されていると，きっと….

ペニシリンを知ることが抗菌薬の勉強のスタートだといわれる. 歴史的なことだけでなく，耐性の出現やそれに対する対策，副作用，薬物の動態などを考える良いマテリアルである.

コラム de 感染症⑤　選択毒性

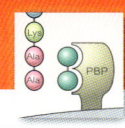

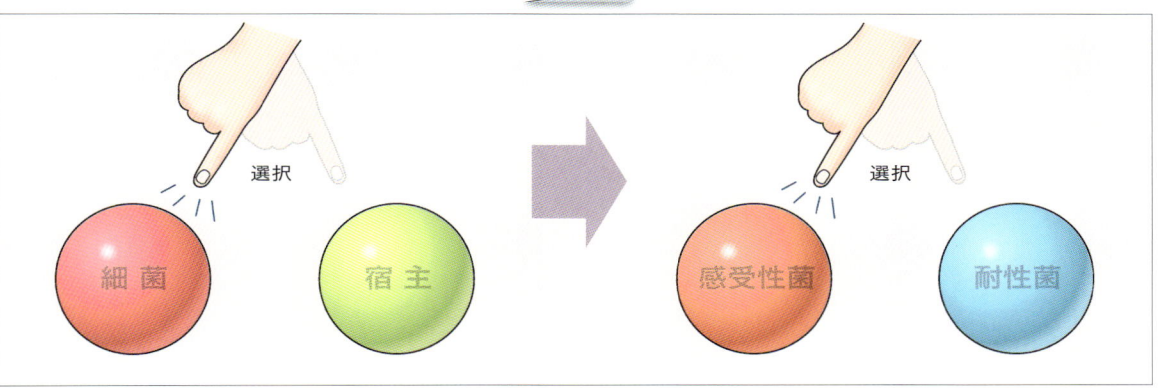

図1　選択の変化．
　細菌と宿主細胞があったときに細菌を選択する，というのが本来の選択毒性という意味であったが，今では感受性菌を選択して耐性菌が生き残るというような状況になってしまった．

　抗菌薬は細菌に対して特異的に作用するものである．宿主の細胞には毒性がなく，細菌にだけ毒性をもつ抗菌薬には"選択毒性"があるわけだ．このようなコンセプトでこの世に最初に出てきた抗菌薬はサルファ剤であった．活性型の葉酸の合成を妨げることで細菌のDNA合成のじゃまをするのだが，この経路は細菌特有のものなので人間に影響を与えない．その後作り出されたβラクタム薬はPBPをじゃまして ペプチドグリカンという細菌特有の細胞壁の合成を阻害する．マクロライドやテトラサイクリン，クロラムフェニコール，アミノグリコシドは細菌特有のリボゾーム上でタンパク合成を阻害する．キノロンは細菌特有のDNAジャイレースの阻害だ．こういった選択毒性によりわれわれは細菌と"共死に"することなく，細菌だけを殺すことができる．

　人類に福音をもたらした抗菌薬であったが，思いもよらなかった問題がでてきた．それが"耐性菌の出現"である．細菌は条件によっては20分に1回くらいの猛スピードで分裂するので，突然変異も起こりやすい．耐性菌が出現すると，抗菌薬を投与しても効かなくなってしまうだけでなく，感受性菌が減少して耐性菌が増えてくる(これを"選択圧"がかかると表現する)．つまり薬を使えば使うほど耐性菌の比率が上がっていく．しかもプラスミドなどを介して耐性遺伝子が他の菌の手にも渡ってしまう．

　これでは細菌だけを選択的にやっつけるという本来のコンセプトから，感受性菌だけをやっつけて耐性菌が増えてくるというコンセプトに乗り移られたようだ(図1)．ワクチン後進国で，耐性菌大国といわれるわが国では，もはや選択毒性という言葉は"耐性菌が増えていくこと"の裏返しの言葉になってしまった．日本だけが"選択的"に毒されたのだろうか？

第Ⅱ部　抗菌薬

Type Ⅰアレルギー

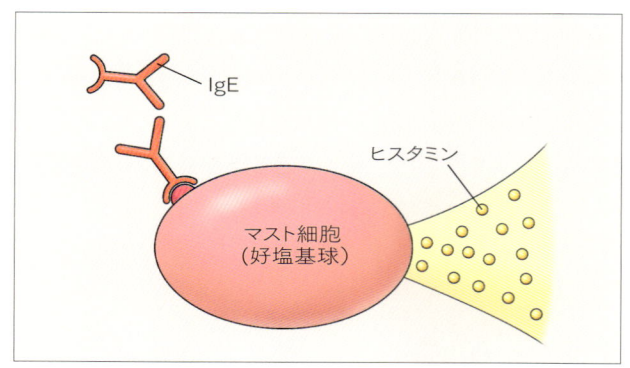

図14 マスト細胞（好塩基球）にIgEが結合することによりヒスタミンが放出され，激しい場合はアナフィラキシーショックを起こす．ペニシリンアレルギーで一番怖い状況である．

Type Ⅱアレルギー

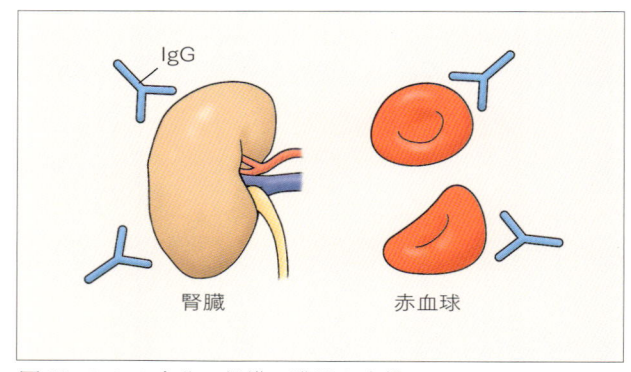

図15 IgGが自分の組織や臓器を攻撃するのがType Ⅱアレルギーで，間質性腎炎や溶血性貧血などが有名である．ペニシリンアレルギーでは間質性腎炎が起こることがある．とくに抗黄色ブドウ球菌活性をもつペニシリンなどで起こりやすい．メチシリンはこの副作用のためにマーケットから姿を消した．

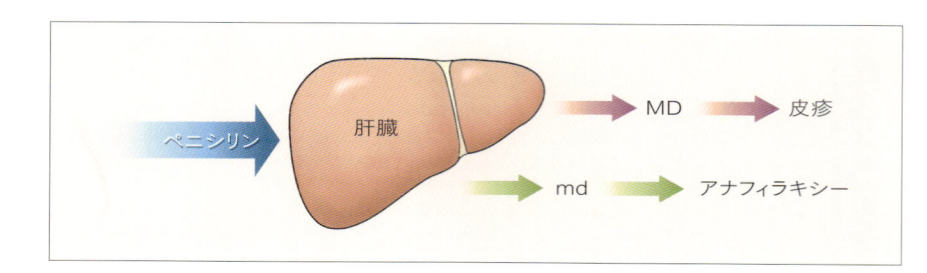

Major determinant (MD) と minor determinant (md)

図16 ペニシリンが肝臓で代謝されてできるMDやmdはペニシリンアレルギーの主要物質である．

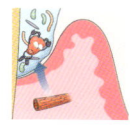

4．ペニシリンアレルギーは怖い？

　ペニシリン使用で一番危惧されるのがアレルギーの問題であろう．ペニシリンアレルギーの頻度は5％程度のようだが，もっとも危険なアナフィラキシーショックは10万人に1～50人で，いったんショックに陥ったら死亡率は10％程度といわれる．

　Coombsのアレルギーの分類で，Type Ⅲの免疫複合体による血清病のようなアレルギーや，Type ⅣのTリンパ球による遅延型アレルギーはペニシリンではきわめて少ないと考えられている．したがって，起こる可能性の高いのはType ⅠとType Ⅱのアレルギーということになる．

　Type Ⅰアレルギーは抗体（IgE）によりマスト細胞や好塩基球が脱顆粒を起こすもので，その激しいタイプがアナフィラキシーとなる（図14）．頻脈や気道閉塞，血圧低下などが典型的な症状である．それに対してType Ⅱアレルギーは抗体（IgG）が自己臓器を障害するタイプで，間質性腎炎や溶血性貧血などが典型である（図15）．Type Ⅱアレルギーの抗原が自己臓器とすれば，Type Ⅰアレルギーの抗原はいったい何なのだろう？　常識的にはペニシリンそのものに対する抗体と思われるだろうが，実際はペニシリンそのものに対する抗体は案外産生されていない．では，いったい何に対する抗体なのだろう？

　それはペニシリンが肝臓で分解されるときにできる分解産物である．Major determinant (MD) は皮疹などを誘発し，minor determinant (md) はアナフィラキシーを起こしやすいといわれている（図16）．欧

時間依存性抗菌薬

図17 βラクタム薬のような時間依存性抗菌薬は MIC 以上の濃度の時間が長ければ長いほどよく効く．そのため頻回投与が基本となる．

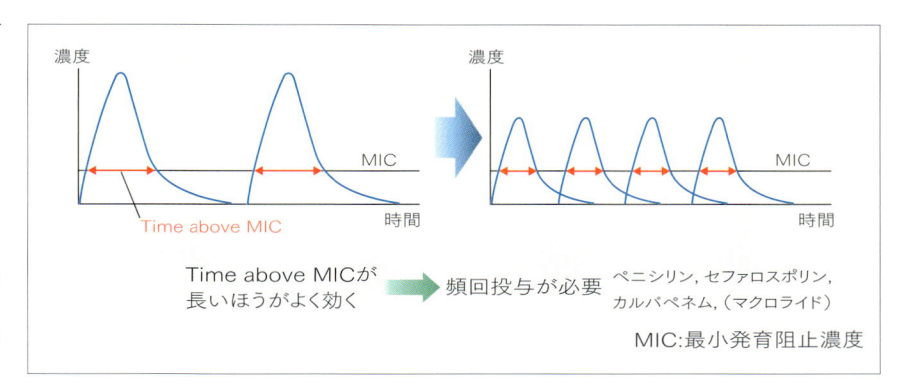

Time above MIC が長いほうがよく効く → 頻回投与が必要　ペニシリン，セファロスポリン，カルバペネム，（マクロライド）
MIC：最小発育阻止濃度

濃度依存性抗菌薬

図18 キノロンのような濃度依存性抗菌薬は MIC 以上の濃度が高ければ高いほどよく効く．そのため回数よりも1回投与量を多くすることが基本となる．

AUC/MIC, Cmax/MIC が大きいほうが良く効く → 大量投与が必要　キノロン，アミノグリコシド
AUC：area under the curve

米では MD や md の皮内テストの検査薬があり，通常反応がでても安全な MD から検査を行い，陽性ならその時点で検査は中止，もし陰性なら md を検査する．では日本ではどうかというと，ペニシリンそのものを少量皮内注射している．これでは MD や md の検査にはならない．なぜなら皮膚に肝臓細胞をもっている人はめったに(？)いないからである．つまり日本で行われている皮内テストでは偽陰性が多くなる．

そのため，アレルギーの既往のある患者さんでは，ペニシリンを使わないか，脱感作する．アレルギーの既往のない患者さんでは検査で偽陽性が多くなるために治療の不利益がでてくる．はっきりしない場合は検査の価値があるかもしれないが，その場合，日本の検査では偽陰性がでやすい．実際は，ウイルス性咽頭炎にアミノペニシリンを投与して発現した発疹をアレルギーと勘違いすることが多かったりする．以上のことから，日本のシステムでは皮内テストをする意味がないということで，日本化学療法学会が皮内テストを否定するポジションステイトメントを発表し，2004年には厚生労働省から抗生剤の皮内テストの必要性についての添付文書が削除された．

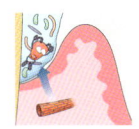

5．ペニシリンの PK/PD

梅毒治療でのペニシリン G の一発筋肉注射は別として，通常ペニシリンを静脈注射時や点滴で使う場合，4時間おきとか6時間おきに投与しなければならない．なぜならペニシリンは"時間依存性"の抗菌薬だからだ．血中濃度を上げればよいというわけではなく，有効な濃度以上に保持している時間が長ければ長いほど効果がでる．具体的には最小発育阻止濃度(minimum inhibitory concentration：MIC)より高い濃度を保っている時間(= time above MIC)が長いほうがよく効くことになるので，頻回投与が基本となるのである(図17)．このタイプの抗菌薬にはβラクタム薬(ペニシリン，セファロスポリン，カルバペネム)とマクロライドがある．それに対して，濃

表4 殺菌性と静菌性.

細胞壁合成阻害系抗菌薬	≒	殺菌性抗菌薬
タンパク合成阻害系抗菌薬	≒	静菌性抗菌薬

表5 PKとPD.

- 薬物動態学(pharmacokinetics：PK)
  薬物の吸収，代謝，分布，排泄を扱う学問

- 薬力学(pharmacodynamics：PD)
  生体内での抗菌薬の作用を扱う学問

表6 髄膜への抗菌薬の移行.

❶炎症がなくても移行するもの
  ST合剤，メトロニダゾール，クロラムフェニコール

❷炎症があると移行するもの
  ペニシリン，第3世代セファロスポリン，
  バンコマイシン，キノロン

❸炎症があっても移行しないもの
  アミノグリコシド，第1・第2世代セファロスポリン，
  マクロライド

度を高くすればするほど効果が期待できる場合は"濃度依存性"と表現され，それにはキノロンやアミノグリコシドがある(*図18*)．通常，time above MICの目標値はペニシリンで30％以上，セファロスポリンで40％以上，カルバペネムで20～30％以上とされている．そこで，その目標を達成するように投与量と投与間隔を決めることになる．

一般にペニシリン，セファロスポリン，バンコマイシン，ニューキノロン，メトロニダゾールなどは殺菌性抗菌薬，マクロライド，テトラサイクリン，クロラムフェニコール，クリンダマイシンなどは静菌性抗菌薬といわれる．細胞壁合成阻害薬は殺菌性，タンパク合成阻害薬は静菌性と覚えていれば大きくは外れていないが，小さくは外れている(*表4*)．通常，静菌性抗菌薬は宿主の免疫能の後押しをするようなタイプの抗菌薬なので，免疫能が落ちている場合や免疫能の及ばないような場所では殺菌性抗菌薬のほうが好ましいと考えられている．具体的には感染性心内膜炎や髄膜炎，好中球減少時の発熱などがこれに当たる．

ペニシリンは殺菌性抗菌薬ということだが，例外的なこともある．たとえば腸球菌にアンピシリンを作用すると静菌的にしか作用できない．なぜなら腸球菌は細胞壁の合成をじゃまされると細胞壁の破壊を止めてしまうので，細胞は死なないのだ．逆にクロラムフェニコールは静菌性抗菌薬ということだが，肺炎球菌や髄膜炎菌には殺菌的に作用することがわかっている．髄膜への移行も良好なので静菌性抗菌薬であるにもかかわらず髄膜炎に使うことができる．このように殺菌性とか静菌性といっても相対的な面が往々にしてあるということにも留意が必要だ．

薬物の吸収，代謝，分布，排泄を扱う学問を薬物動態学(pharmacokinetics：PK)といい，生体内での抗菌薬の作用を扱う学問を薬力学(pharmacodynamics：PD)という(*表5*)．両方合わせてPK/PDと表すことがある．ここまで主にPDのことについて解説してきたが，PKにも注目してみたい．

たとえばバンコマイシンは分子量が大きすぎて腸から吸収できないため静脈注射あるいは点滴でないと効果を期待できない．しかし腸内細菌をターゲットにする場合，あえて経口投与すると腸から吸収されないためにダイレクトに感受性の腸内細菌を撃破できる．また腸で吸収されてから活性型の抗菌薬になるプロドラッグは腸内細菌への影響を最小限にできるすぐれものである．アミノペニシリンの一種であるアンピシリンは腸での吸収が悪い．そこでOH基をつけて吸収率を上げたのがアモキシシリンである．アンピシリンの経口薬も存在するが，わざわざ吸収の悪いものを使うことはないので，今では経口アモキシシリンに置き換わっている．

血管内に抗菌薬が入ってからどう分布するかということも大切である．これは抗菌薬の分子量や脂溶性など抗菌薬サイドの特色もあるが，組織の状態によっても左右される．一般に急性炎症の部位では透過性が上がっているため抗菌薬の移行も良好であるが，慢性炎症の場合，移行は不良である．髄膜の場

内服抗菌薬のデリバリー

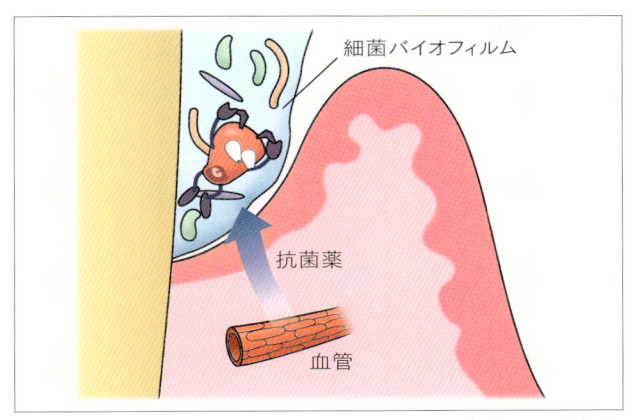

図19 内服した抗菌薬は最終的にポケット上皮下の毛細血管にたどり着き，歯肉溝滲出液とともにポケット内に滲出してくる．

▶*図20* 内服した抗菌薬が腎臓で代謝されるのか，肝臓で代謝されるのか，あるいはその両方で代謝されるのかは，抗菌薬の選択や投与量の決定において大切な要因である．

腎機能低下と投与量

図21 腎排泄タイプの抗菌薬の使用にあたっては，腎機能が落ちていると抗菌薬の排出量が少ないので，通常量の投薬をしていると体内に蓄積していく．そのためクリアランスに応じて投与量を少なくしなければならない．

抗菌薬の代謝経路

主に腎臓で代謝
- ペニシリン
- セファロスポリン
- カルバペネム
- キノロン
- テトラサイクリン
- バンコマイシン
- アミノグリコシド

主に肝臓で代謝
- マクロライド
- メトロニダゾール
- クリンダマイシン
- ドキシサイクリン
- ミノサイクリン
- クロラムフェニコール

腎臓・肝臓，両方で代謝
- セフトリアキシン
- シプロフロキサシン
- ST合剤
- クラリスロマイシン

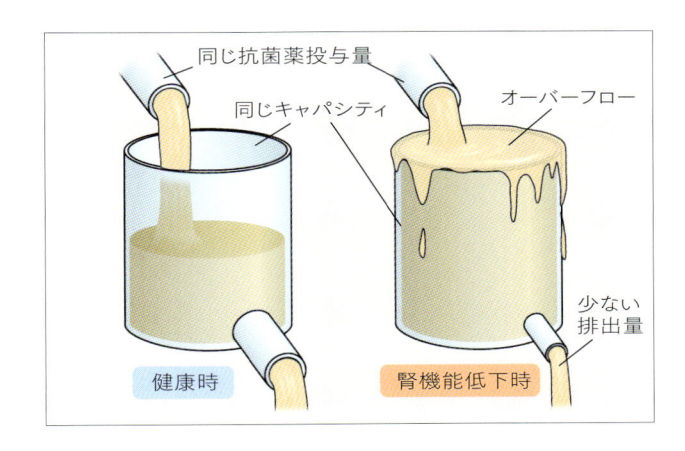

合をみてみると，ペニシリンや第3世代セファロスポリン，バンコマイシン，キノロンなどは炎症があるときには移行するが，炎症がなければ移行しない．アミノグリコシド，第1・第2世代セファロスポリン，マクロライドにいたっては炎症があっても移行しない．ST合剤やメトロニダゾール，クロラムフェニコールなどは炎症がなくても移行する（*表6*）．髄膜と並んで抗菌薬が届きにくい臓器では前立腺が有名である．

このようにターゲットとする臓器や組織に抗菌薬がどれくらい届くのかということはきわめて重要なことで，歯周治療では歯周組織を経由して最終的に歯肉溝滲出液とともにポケット内に届かなければ効果がない（*図19*）．しかも菌種によって撃破できる濃度が異なるため話は複雑になる．この点はまとめて後述する．

さて，抗菌薬の排泄も大切な情報である．抗菌薬は主に腎臓か肝臓から排出される（*図20*）．アミノグリコシドは濃度依存性抗菌薬であるため高濃度を使用したいところであるが，もともと腎毒性があるため，腎臓に問題のある場合は使用できない．ペニシリンは主に腎臓から排出されるが，腎毒性はほとん

どない．ならば腎機能に関してノーケアで使えるかというとそういうわけではない．1つはアレルギーとしての間質性腎炎である．尿中の好酸球レベルが上がるこの病態はアレルギーなので，たとえペニシリンの投与量を加減しても治らない．つまりこの病態を疑ったら，使っているペニシリンはあきらめて他の抗菌薬に切り替えなければならない．

もう1つの問題は，もともと患者さんの腎機能が落ちているときのペニシリン使用である．ペニシリンが弱っている腎臓を痛めつけるからという意味ではない．出口が狭くなっているためにペニシリンの血中濃度が上がりすぎてしまうのである（図21）．それにより，けいれんなどの副作用がでる可能性がある．そのため出口の大きさに合わせて投与量を加減しなければならない．具体的にはクレアチニン・クリアランスを算出するのが一般的である．

クレアチニンというのは筋肉でつくられるエネルギー代謝産物で，体内でつくられている量は比較的一定していて腎臓から排出される．そのため腎機能が落ちてくると血中濃度が上がってくる．もちろん筋肉量が多いと血中濃度も高いので，女性より男性，高齢者より若年者，細マッチョよりマッチョで数値は高くなる．

血清中のクレアチニン濃度は男性0.6〜1.2mg/dl，女性0.4〜1.0mg/dlが正常値とされているが，このクリアランスは次式で計算される．

> クレアチニン・クリアランス＝（140－年齢）×体重（kg）／72×血清クレアチニン（mg/dl）

これは男性に適用するもので，女性ではこれに0.85をかける．これを基に抗菌薬の投与量を決めるわけであるが，たとえばアモキシシリンの経口投与では

>30	500mgを8時間ごとに投与
10〜30	500mgを12時間ごとに投与
<10	500mgを24時間ごとに投与

となる．クレアチニン・クリアランスと各抗菌薬の投与量については成書を読まれたい．

ときどき勘違いを起こすことがあるのだが，クレアチニン・クリアランスの落ちている場合であっても，抗菌薬の初回投与量は腎機能正常時と同じである．なぜなら人体に一定量の抗菌薬を満たすということを考えれば，腎機能不全患者さんは出口が絞られていてちょろちょろとしか抗菌薬が減らないというだけで，体に満たすべき抗菌薬の量は正常者と同じだからだ．

欧米で歯周治療でも使われているアモキシシリン・クラブラン酸（オーグメンチン®）を腎機能の低下している患者さんに使う場合はどうだろう？ この場合，少し話が複雑になる．なぜならクラブラン酸は肝臓から排出されるからである．クレアチニン・クリアランスに応じて投与量を少なくすると，アモキシシリンの量は体内で維持できていても，クラブラン酸は低下してβラクタマーゼを抑え込めなくなってしまうのである．別のβラクタマーゼ阻害薬であるスルバクタムやタゾバクタムは腎臓からの排出なのでその心配はない．ちなみにβラクタマーゼ阻害薬は髄膜への移行は不十分である．

ここまで抗菌薬の排泄に関して腎機能を中心に解説してきた．それでは肝機能についてはどうだろう？ あいにく肝機能についてはクレアチニン・クリアランスのような指標がないのが現状である．感染症医はみんな経験を基に対処している．今後，肝機能に応じた抗菌薬の投与法が確立されることを願っている．

第 Ⅱ 部
第 2 章

セファロスポリンとカルバペネム

はじめに

　読者の先生がたもセファロスポリンは日ごろお使いのことと思う．とくに日本はセファロスポリン大国で，やたら種類が多い．情報のアップデートを兼ねてまとめることにする．また，同じβラクタム薬の一種で，近年使用量の増えてきているカルバペネムについても言及する．

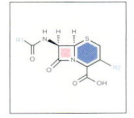

1. セファロスポリンの分類よもやま話

　セファロスポリンもβラクタム環をもっているので，基本的にペニシリンと同じように PBP に引っ付いて細胞壁の合成をじゃまする（図 1）．細菌によって PBP が異なるし，しかも黄色ブドウ球菌や肺炎球菌，インフルエンザ桿菌などはその PBP の形を変えることがある．βラクタマーゼのようなじゃまなものまでつくりだすツワモノもいる．それを迎え撃つべくして開発されるセファロスポリンも側鎖の修飾で PK や PD が変わるし，なにより種類が多いため整理するのが大変．そこで昔から第 1 世代，第 2 世代…などと分類されている．ここでは，従来の分類に基づいた解説をしながら，その問題点について指摘したいと思う．世代が進むにつれて，スペクトラムがグラム陽性菌からグラム陰性菌にシフトしていくのはペニシリンと同様である．それと世代に関係なく，セファロスポリンがまったく効かない細菌が 2 つある．腸球菌とリステリアである．

　腸球菌（*Enterococcus*）は腸内常在菌で，口腔内でもみつかる好気性のグラム陽性球菌である．毒素もつくらないので元来病原性は低い菌だが，とにかく丈夫で耐性の宝庫である．腸球菌のもっている PBP 5 にはセファロスポリンは結合できないので固有耐性である．尿路感染症で問題になることが多いが，近年バンコマイシンも効かない腸球菌（Vancomycin-Resistant *Enterococci*：VRE）が問題になっている．

　リステリア（*Listeria*）は通性嫌気性のグラム陽性桿菌で，運動性をもつ細胞内寄生菌である．*Listeria monocytogenes* が臨床上もっとも重要で胃腸炎や髄膜炎の起因菌になる．セファロスポリンに対しては固有耐性をもっており，第一選択はアンピシリンである．第Ⅰ部第 1 章で細菌性髄膜炎の話をしたが，免疫能の低い新生児や老人では *Listeria monocytogenes* が起因菌になっていることがある．肺炎球菌を疑うときにはセフトリアキソンのような第 3 世代セファロスポリンは OK なのだが，この菌には無効である．エンピリック治療をすぐにスタートするときであればアンピシリンも併用しなければならない．では，退屈かもしれないが，教科書的な分類を足場

第Ⅱ部　抗菌薬

表1　第1世代セファロスポリン系抗菌薬（赤字は歯科適応）．

種　類	注射	セファゾリン（セファメジン®）
	経口	セファドロキシル（サマセフ®） セファレキシン（ケフレックス®）
ターゲットの細菌		黄色ブドウ球菌，連鎖球菌など
ターゲットの感染症		軟部組織感染症，化膿性関節炎，骨髄炎，心内膜炎など

表2　第2世代セファロスポリン系抗菌薬（セファマイシン）．

種　類	セフォキシチン，セフォラタン，セフメタゾール 歯科適応はない
ターゲットの細菌	グラム陰性嫌気性菌
ターゲットの感染症	腸管内感染症，内視鏡手術時の予防投与など

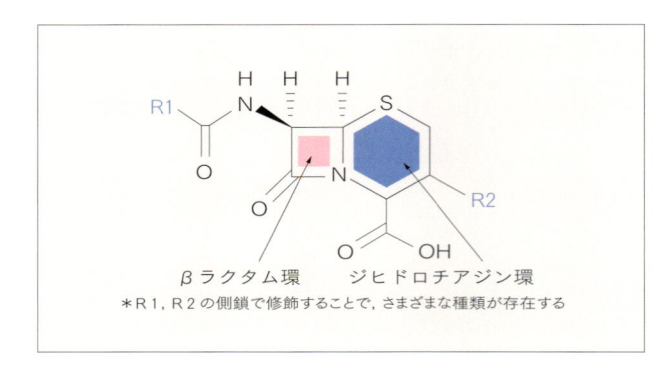

セファロスポリンの構造

図1　ペニシリンと同じくβラクタム環があるが，隣の輪っかがペニシリンではチアゾリジン環というホームベースのような五角形であるのに対して，セファロスポリンではジヒドロチアジン環という六角形になっている．

にスタートする．

①第1世代セファロスポリン系抗菌薬（表1）

静注薬ではセファゾリン（セファメジン®），経口薬ではセファドロキシル（サマセフ®）やセファレキシン（ケフレックス®）が有名である．この世代のターゲットは黄色ブドウ球菌と連鎖球菌である．グラム陽性菌と言ってしまわないのは，腸球菌やリステリアに効かないから．腸内細菌などのグラム陰性菌（プロテウス，大腸菌，肺炎桿菌など）にも効く場合もあるが，通常これらをターゲットに使うことはない．側鎖がβラクタマーゼをじゃますので多少βラクタマーゼに抵抗するが，MRSAのようなPBPが変異すると効かない．いろいろな組織への移行が良好であるが，髄膜にはいかない．たとえ感受性のある肺炎球菌などが原因の髄膜炎であっても，つまりPD的にはOKでも，PK的にNGである．

②第2世代セファロスポリン系抗菌薬（セファマイシンを中心に）（表2）

経口薬のセファクロル（ケフラール®）やセフロキシム・アキセチル（オラセフ®）などが有名である．実はこの世代のセファロスポリンには従来のセファロスポリンに加え，セファマイシンと呼ばれる抗菌薬が含まれている．もともとセファロスポリンは*Cephalosporium acremonium*という真菌がつくりだす抗菌物質であるが，セファマイシンは*Streptomyces lactamdurans*という放線菌（グラム陽性菌）がつくりだす抗菌物質であり，βラクタム環の水素がメトキシ基（OCH_3）に置き換わっているため厳密にはセファロスポリンとは違うのだが，便宜上第2世代セファロスポリンに含まれている．ここでは一般的な第2世代セファロスポリンは後述することにし，セファマイシンについて解説する．

表3 第2世代(セファマイシン以外)と第3世代セファロスポリン系抗菌薬(赤字は歯科適応).

種類	第2世代	経口	セファクロル(ケフラール®),セフロキシム・アキセチル(オラセフ®)
	第3世代	経口	セフジニル(セフゾン®),セフポドキシム・プロキセチル(バナン®) セフテラム・ピボキシル(トミロン®),セフカペン・ピボキシル(フロモックス®) セフジトレン・ピボキシル(メイアクトMS®)
		注射	セフタジジム(モダシン®),セフトリアキソン(ロセフィン®) セフォタキシム(セフォタックス®)
ターゲットの細菌			肺炎球菌,大腸菌,髄膜炎菌,淋菌など
ターゲットの感染症			市中肺炎,尿路感染症,髄膜炎,淋病など

セファマイシンの得意とするのはグラム陰性菌や嫌気性菌である．メトキシ基がβラクタム環を守ってくれるためβラクタマーゼに対して安定になっている．そのため腸内細菌科のプロテウス，大腸菌，肺炎桿菌などにある程度活性がある．しかも腸内細菌の約半分を占めるバクテロイデス(とくに*Bacteroides fragilis*が問題)にもある程度効く．ESBL(P.42 表3参照)にも効くということであったが，最近は効かなくなってきているようである．嫌気性グラム陰性菌に有効となると感染症医は腸内感染症を想定するが，その使用もかなり制限されるようだ．翻って，われわれ歯科医師はポケット内を想定してしまうが，セファマイシンの歯周病関連細菌への感受性試験は報告されているものの，歯周治療に使った報告は寡黙にして知らない．一方，メトキシ基によってグラム陽性菌のPBPへの結合が悪くなったため，グラム陽性菌にはあまり効かなくなってしまった．

③第2世代(セファマイシン以外)および第3世代セファロスポリン系抗菌薬(表3)

セファクロル，セフロキシム・アキセチルは従来の第2世代経口セファロスポリンであるが，第3世代には静注薬としてセフトリアキソン(ロセフィン®)，セフォタキシム(セフォタックス®)，セフタジジム(モダシン®)などが，経口薬としてセフジニル(セフゾン®)，セフポドキシム・プロキセチル(バナン®)，セフテラム・ピボキシル(トミロン®)など目白押しである．歯科の適応になっているものも多い．混乱をまねきやすいのもこれらのクラスのセファロスポリンである．

もちろん第2世代から第3世代に移るにつれてグラム陰性菌に効きやすくなるため，スペクトラムが広がる．第3世代では側鎖にアミノチアゾリル基を採用しているため，グラム陰性菌の外膜通過が容易になりPBPへの親和性も増している．そのためプラスミドにエンコードしたβラクタマーゼがあってもよく効くようになった．第2世代の適応は耳鼻科領域や上気道で感受性のあるインフルエンザ菌(*Haemophilus influenzae*)やモラクセラ菌感染症(*Moraxella catarrhalis*)を基本的適応とする．これらは市中肺炎や中耳炎，副鼻腔炎などの起因菌であるが，重症感染症でエンピリック治療をすぐに開始しなければならないときや耐性菌の多い地域では外したほうがよいだろう．たとえばインフルエンザ菌はグラム陰性の多形性菌(さまざまな形をとる)だが，上気道炎だけでなく，小児の髄膜炎の起因菌にもなるが耐性化が進んでいる．2つのタイプの耐性化が重要で，1つがβラクタマーゼの産生(プラスミド経由)，もう1つがPBPの変異(染色体経由)である．とくに後者は日本で多くみられるタイプでBLNAR(β-lactamase-negative ampicillin-resistant)と呼ばれる．そのためβラクタマーゼ(−)BLNAR(−)のインフルエンザ菌であればアンピシリンやアモキシシリンで治療可能であるが，βラクタマーゼ(+)であれば，アモキシシリン・クラブラン酸やアンピシリン・スルバクタムのようなβラクタマーゼ阻害薬が必要になる．BLNAR(+)になるとセフトリアキソンのような第3世代のセファロスポリンの適応である．どちらにしても第2世代は多少の"待ち"が

表4 第4世代セファロスポリン系抗菌薬.

種類	セフェピム(マキシピーム®) 歯科適応ではない
ターゲットの細菌	緑膿菌,腸内細菌群,黄色ブドウ球菌,連鎖球菌など
ターゲットの感染症	化学療法後の好中球減少時の熱,院内感染,熱傷,脳室シャント感染など

表5 セファロスポリンをめぐる問題点.

- 第2世代にセファマイシンとそれ以外というまったく異なる抗菌薬が含まれている
- 第3世代で緑膿菌に活性のあるものとないものがあり,一括りにしにくい
- 偽膜性大腸炎の原因になることがある
- VRE発生の温床となる可能性がある

許されるような状況で使うのが望ましいかと思われる(私見).ちなみにインフルエンザ菌のなかでも病原性の強い莢膜タイプb(Hib)には有効なワクチンがあるが,日本では保険導入に至っていない.欧米では小児の髄膜炎の起因菌リストから削除して戦略を立てられる恵まれた状況になっており,1日も早い導入が望まれている.日本がワクチン後進国といわれる1つの理由である.

第3世代セファロスポリンは髄液移行が格段に上がったのがPK的特徴である.第1,第2世代はたとえ起因菌に感受性があってもPKの問題で髄膜炎には使えなかった.しかも第3世代はグラム陰性菌のスペクトラムが広がったため,腸内細菌やインフルエンザ菌(どのタイプの耐性でも),ペニシリン耐性肺炎球菌,淋菌に有効である.大腸菌やクレブシエラなどの腸内細菌はわれわれ歯科医師にはターゲットとしてイメージしにくいが,市中感染だけでなく,院内感染症としての肺炎,尿路感染症,菌血症などや,脳外科後の髄膜炎,シャント関連髄膜炎などでも問題になる.もちろん第2世代的使い方のように市中肺炎や耳鼻科領域の細菌感染症にも使えるが,待ちが許される状況であったり,感受性がわかっている状況であれば,もっとスペクトラムの狭い抗菌薬を採用することが望ましい.

④第4世代セファロスポリン系抗菌薬(表4)

セフェピム(マキシピーム®)という静注薬が代表格だ.この世代のセファロスポリンの特徴はズバリ,緑膿菌に効く可能性があること.免疫力の弱ってしまった患者さんの院内感染でつねに頭を悩ます憎き天敵だ.緑膿菌感染に効く可能性のある抗菌薬は限られているので大事に使いたい(P.42 表2参照).重症患者さんに使うものであって,けっして外来でピンピンしているような患者さんに使うものではない.当然のことながらわれわれ歯科医師が外来で使うようなシチュエーションはない.

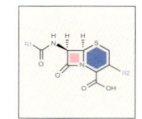

2.セファロスポリン分類のピットフォール(表5)

従来のセファロスポリン分類は今も広く使われているし,それに横槍を入れる立場でもないが,近年その矛盾点について議論されるようになってきているので言及しておきたい.まず第2世代.従来のセファロスポリンとセファマイシンが一括りになっている.従来型セファロスポリンはグラム陽性菌,セファマイシンは嫌気性グラム陰性菌とスペクトラムが異なるものを一緒に扱うのはかなり無理がある.スペクトラムが異なるということは使用するシチュエーションが違うということなので使い勝手をよくするための分類がかえって混乱の元になっている.

つぎに第3世代と第4世代.実は第4世代は緑膿菌に効くが,第3世代では緑膿菌のことには触れなかった.なぜかというと,混乱するからである.第3世代に含まれるセフタジジム(モダシン®)には緑膿菌に対する活性があることで有名である.しかしながらセフタジジムには黄色ブドウ球菌や連鎖球菌に対する活性はなくなっている.なので,セファロスポリンで緑膿菌をターゲットに考えるときには第3世代のセフタジジムと第4世代のセフェピムの2つの世代にまたがることになる.ちなみにセフェピムは黄色ブドウ球菌や連鎖球菌に対する活性がある.

これは何を意味するかというと，好中球減少時の熱のような感染症エマージェンシーでの使い方に影響するということだ．このような状況では以前はグラム陰性菌，とくに緑膿菌が起因菌と相場が決まっていた．その場合，セフタジジムでもセフェピムでもOKである．しかし最近は表皮ブドウ球菌のような常在グラム陽性菌が起因菌として勢力を増してきている．その場合，セフェピムはOKだが，セフタジジムはNGということになる．感染症医の岩田健太郎氏は「このような場合，理論的にはセフェピムを使いましょうということになるが，どちらでも良い」と言い切る．なぜなら緑膿菌は患者さんを数時間で死に追いやる力をもっているが，表皮ブドウ球菌はそんなに早く病態を進行させないからである．つまり表皮ブドウ球菌が起因菌であれば少し"待ち"が許される．感受性試験をしている間のエンピリック治療に使う場合はセフェピムでもセフタジジムでもどちらでもOKという考え方だ．すぐにスペクトラムの広い抗菌薬を使おうとするわれわれにはとても示唆的である．ちなみにセフタジジムと同じ第3世代のセフトリアキソンは緑膿菌には効かず，黄色ブドウ球菌や連鎖球菌には効く．やはり世代で分けるにはちょっと無理があるようだ．

このように世代による分類と実際の抗菌薬選択の基準がずれてきている．実際に抗菌薬を使い分ける場合は，かえって世代による分類はじゃまになることがあるということだ．そのため，より臨床的にセファロスポリンを分類しようという試みもされている．興味のある方は最新の感染症の本の一読をお勧めする．

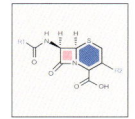

3．その他のセファロスポリンの問題点

偽膜性大腸炎をご存じだろうか？　クロストリジウム・ディフィシル（*Clostridium difficile*）というグラム陰性偏性嫌気性菌が原因菌である．腸内の常在嫌気性菌としてはバクテロイデスとともにクロストリジウムも有名であるが，病気を引き起こすクロストリジウム属には破傷風菌（*Clostridium tetani*），ボツリヌス菌（*Clostridium botulinum*），ガス壊疽菌（*Clostridium perfringens*）など恐ろしい細菌が名を連ねる．クロストリジウム・ディフィシルは一種のスーパーインフェクションのようなもので，抗菌薬治療によって他の細菌が抑制された結果，勢力を伸ばすことで発病する．とくに関連性の強い抗菌薬としてクリンダマイシンが有名で，どの教科書にも掲載されているが，近年セファロスポリンによる偽膜性大腸炎がクリンダマイシンと同じくらい起こりやすいと言われている．とくに第3世代くらいの広域セファロスポリンが危ない．偽膜性大腸炎が発病すれば，原因抗菌薬をまず止めて，メトロニダゾールで治療するのが基本である．バンコマイシンの経口投与も選択肢の1つだ．メトロニダゾールも経口投与が基本だが，患者さんの嘔吐がひどくて飲めないような場合は点滴もOKである．メトロニダゾールは体の隅々まで行き渡るPK優等生だからだ（残念ながら日本ではメトロニダゾールの点滴薬は認可されていない）．その反対にバンコマイシンは分子量が大きすぎて点滴にすると腸内まで届かないのでNG．

バンコマイシンといえば，VRE（Vancomycin-resistant *Enterococci*）が問題になっている．腸球菌（*Enterococcus*）は元来無害で消化管に住み着いているが，耐性の宝庫であるためいったん暴れだすと大変なことになる．腸球菌のPBPはセファロスポリンが結合しにくいためもともと効かない．つまり固有耐性である（後になって耐性をもつことは獲得耐性）．そのため，セファロスポリンを頻繁に使っていると耐性のある腸球菌は生き残り，耐性のない他の菌は死ぬという選択圧がかかり，腸球菌の勢力が増していく可能性がある．つまりセファロスポリンの使用がVREの温床になる可能性があるわけだ．第3世代クラスの広域セファロスポリンは腸内細菌にも効くという売りがあるものの，その選択圧のため腸内細菌叢への影響があることを忘れてはならない．ちなみにVREに対しては，リネゾリドやチゲサイクリン，キヌプリスチン・ダルホプリスチンなどの新

第Ⅱ部　抗菌薬

コラム de 感染症⑥　緑膿菌に要注意

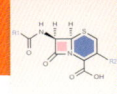

　第3世代のセフタジジムや第4世代のセフェピムは緑膿菌に対して活性がある…と言われている．実際は必ず効くというわけではない．そもそもこの世に必ず緑膿菌を殺せるという保証書付抗菌薬は存在しない．なぜなら緑膿菌は薬剤耐性の見本市のような細菌であるからだ．

　"バイオフィルム"というと，われわれ自身とても手ごわい相手とわかっていて，日々その機械的除去に追われているが，緑膿菌はそのバイオフィルムを形成する細菌として有名だ．そもそも細菌バイオフィルムの研究では緑膿菌を実験材料によく使う．バイオフィルムがあると抗菌薬の効果が激減することは，ここで説明するまでもないだろう．緑膿菌はグラム陰性菌なので，抗菌薬は外膜の"ポーリン"という穴を通って入り込む．大腸菌だと外膜タンパクの半分くらいがポーリンタンパクで，しかもその穴の直径も大きいが，緑膿菌ではポーリンタンパクが少ないうえに，穴の直径がはるかに小さい．つまりバイオフィルムというバリアーを乗り越えて緑膿菌に到達した抗菌薬もなかなかその中に入り込みにくいということだ．緑膿菌は"排出ポンプ"という装置ももっていて，これにより緑膿菌の中に運良く入り込んだ抗菌薬を外に排出してしまう．また緑膿菌は各種抗菌薬に対して個別の対抗策を身につけている．

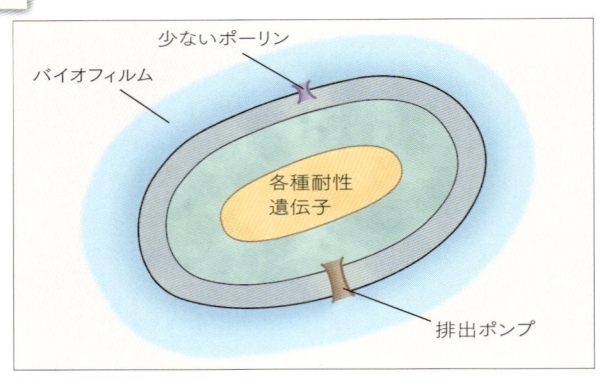

図1　緑膿菌の耐性．
　緑膿菌は抗菌薬に対する耐性遺伝子を各種持ち合わせているだけでなく，バイオフォルムで抗菌薬が近づけなくしたり，ポーリンを小さく少なくすることで緑膿菌の中に入り込めなくする．また，いったん入り込んだ抗菌薬を外に排出するポンプまで用意している．

　たとえば，βラクタム薬に対しては染色体に誘導性βラクタマーゼをもっているし，キノロンが作用するトポイソメラーゼ遺伝子が変異していて効かないことがある．アミノグリコシドをアセチル化あるいはアデニル化する酵素の遺伝子をもっていることもある（図1）．

　このように緑膿菌は耐性の宝庫なのだが，自然界に広く分布しておりヒトの常在菌でもある（偏性好気性の運動性グラム陰性桿菌である）．栄養要求性がほとんどなく，どんな環境でも増殖可能という"打たれ強い"細菌である．ただし，守りは

しい抗菌薬が使われるが，これらもいずれは効かなくなるだろう．

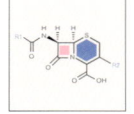

4. カルバペネムというβラクタム薬

　βラクタム環にある硫黄を炭素に置き換えたのがカルバペネムだ（図2）．しかも側鎖の立体構造がシスではなくトランスになっているためβラクタム

環が安定するようになっている．これによりESBLのような手ごわいβラクタマーゼにも対抗できるわけだ．しかしながら，メタロβラクタマーゼという新種のβラクタマーゼにはやられてしまう．メタロβラクタマーゼは活性中心に亜鉛があって，プラスミドを介して徐々に拡がっている．緑膿菌で問題になっていたが，近年では大腸菌などの腸内細菌群やバクテロイデスのような嫌気性菌でもみつかってい

強い代わりに攻撃はほとんどしない．そのため宿主の免疫能の落ちたときなどに日和見感染する細菌として有名である．免疫能が落ちているときには，「抗菌薬で細菌増殖を抑えるから，あとは免疫力で片付けてね」という戦略は使えないわけで，しっかりと抗菌薬でたたかなければならない．にもかかわらず緑膿菌を確実にたたける抗菌薬がないことは，医療従事者としてしっかりと心得ておかなければならない．

　セフタジジムやセフェピムのようなセファロスポリンやキノロンは緑膿菌に確実ではないが活性をもっている．このような抗菌薬を日常臨床で多用すると緑膿菌の耐性はさらに強くなっていって，その患者さんが将来緑膿菌感染を受けたときに手立てがなくなる可能性がある．日本でも多剤耐性アシネトバクターが問題になったが，これも同根である．ちなみにキノロンは結核菌にも多少の活性があるところが問題視されている．われわれは何気なく処方している抗菌薬で，将来のモンスター細菌を育てていることがあるのだ．自分が使う抗菌薬がターゲットに効くかどうかという初歩の考察はそろそろ卒業して，自分が使う抗菌薬でターゲット以外のどんな細菌に効くのかという考察が求められている．

る．2010年にはインド発のNDM-1というメタロβラクタマーゼが日本でも話題になった．ちなみに口腔内の細菌でメタロβラクタマーゼを産生するものは本稿執筆時点で見つかっていない．

　カルバペネムにはイミペネム（チエナム®），メロペネム（メロペン®）のように点滴薬しかなかったが，ファロペネム（ファロム®）という経口薬が日本発で発売されるようになった．なんと歯科の適応薬リス

カルバペネムの構造

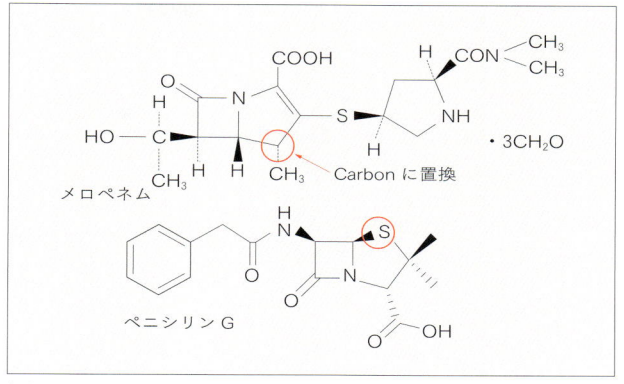

図2　ペニシリンのチアゾリジン環にある硫黄が炭素に置き換わっているが，βラクタム薬の一種である．

トに入っているのをみたときには眼を疑った．カルバペネムはMRSAや細胞内寄生菌など効かない細菌もあるものの，基本的にグラム陽性菌に効き，グラム陰性菌にも効き，なんと嫌気性菌，緑膿菌までOKというそれは恐ろしくスペクトラムの広い抗菌薬である．他の抗菌薬では患者さんが亡くなってしまいそうなときなどに"切り札"として使うような抗菌薬なので，当然のことながら外来で処方するような類のものではない．エンピリック治療に使うとすれば，入院患者さんの急性増悪時や壊死性筋膜炎の初期治療時くらいに限定される．歯周治療ごとき（？）で使うのは蚊をバズーカ砲でやっつけようとするようなもので，他への被害のほうが大きい．

　われわれの使用頻度の高いセファロスポリンを中心に解説した．ペニシリンアレルギーのある患者さんの約5％がセファロスポリンでも反応するということだが，全体的には副作用の少ない比較的安全性の高い抗菌薬である．世代が進むと腸内細菌が広くカバーされるようになるが，歯科領域とは関係のないことだと意識から削除するのではなく，口腔内に作用させようと思って処方した抗菌薬で，腸内細菌に選択圧がかかっているという事実に目を向ける知性の健康を大切にしたいところだ．

第Ⅱ部　抗菌薬

第Ⅱ部 第3章

キノロンとアミノグリコシド

はじめに

　前章までβラクタム薬についてみてきた．どれも PBP に結合して細胞壁の合成阻害を起こす抗菌薬であったため，βラクタマーゼや PBP の変異など耐性メカニズムなども共通して考えることができた．本章ではガラッと変わってキノロンとアミノグリコシドについて解説をしていく．作用機序はまったく異なる抗菌薬だが，どちらも好気性グラム陰性菌が大変お得意で，殺菌性，ポストアンティビオティック・エフェクト（post-antibiotic effect：PAE），濃度依存性など共通点が多い．残念ながらアミノグリコシドは経口薬ではなく，しかも歯科適応ではないので簡単な説明にとどめたい．

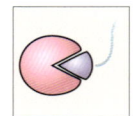

1．キノロンの歩み

　ナリジクス酸に端を発するキノロンは約半世紀の歴史をもつ抗菌薬である（表1）．βラクタム薬がグラム陽性菌から徐々にグラム陰性菌にスペクトラムを広げていったのとは逆に，キノロンではグラム陰性菌からグラム陽性菌，嫌気性菌とスペクトラムを広げていった．ナリジクス酸はオールドキノロンに属するもので，現在でも細菌検査室で培地に活用されている．1980年代後半からマーケットにでているキノロンは，一般的にニューキノロンと呼ばれている．開発されたキノロンは1万を超えるといわれているが，現在生き残っているのは20にも満たないのではないだろうか．多くは副作用問題でマーケットに出なかったり，出てもすぐに消えたりしている．

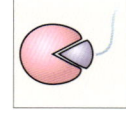

2．キノロンはどのように効くのか？

　細菌はわれわれの細胞のように DNA が核に納まっておらず，細胞質に浮かんでいるが見た目の構造もずいぶん違う．DNA は相補的な2本鎖ということはもうご存じだと思うが，われわれの DNA は新幹線のレールのように始点と終点のある直鎖である．ねじれたり，折りたたまれたりはしているが，大阪と東京のように端があるわけだ．それに対して細菌 DNA は大阪の環状線や東京の山手線のレールのように端がない（図1）．つまりループ状につながった2本鎖がねじれている．そのため，細菌は分裂前に DNA を複製しようと思うと，このねじれた2本のループを解かなければならない．このねじれを取る酵素をトポイソメラーゼという（図2）．ねじれの取り方も，DNA の1本だけを切断し，後でつなぐやり方や，DNA の2本とも切断して後でつなぐやり方があるようだが，詳細は成書に譲る．

　このトポイソメラーゼにはたらきかけるのがキノロンである．これだけ聞くと，細菌が DNA の複製を止めて増殖しなくなればキノロンは作用できなくなるので，なんとなく静菌的な抗菌薬のように感じるが，実際は殺菌的抗菌薬である．なぜならキノロ

表1 キノロンの歴史(赤字は歯科適応).

- ●オールドキノロン
    ナリジクス酸など
- ●ニューキノロン
    ❶第1世代：ノルフロキサシン(バクシダール®)
    　　　　　オフロキサシン(タリビット®)
    　　　　　シプロフロキサシン(シプロキサン®)
    ❷第2世代：ロメフロキサシン(ロメバクト®)
    　　　　　レボフロキサシン(クラビット®)
    ❸第3世代：ガチフロキサシン(ガチフロ®)

細菌DNAの特徴

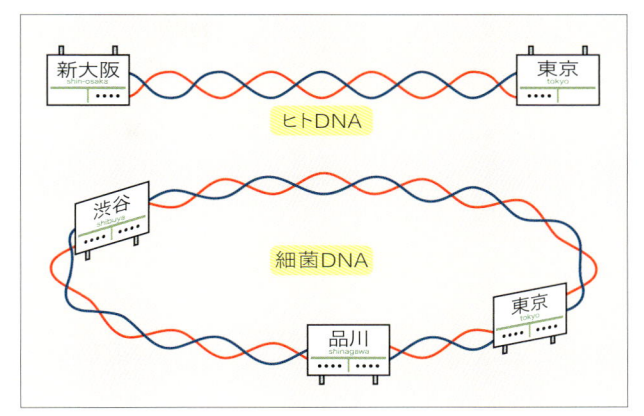

図1 ヒトのDNAはらせん状になっているが，新幹線のように端がある．細菌DNAはループ状なので山手線のように端がない．

トポイソメラーゼのはたらき

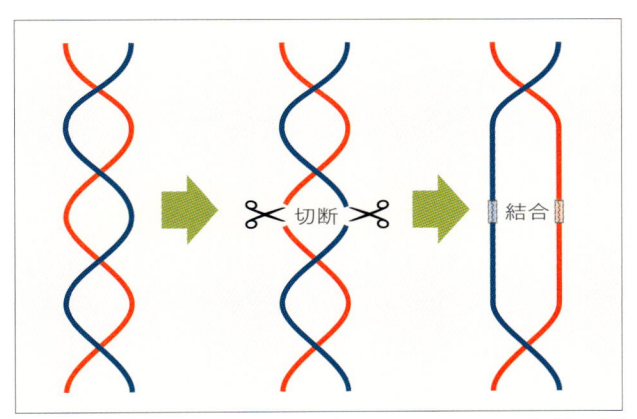

図2 DNA複製時にねじれを取るためにDNAの切断，再結合を行うのがトポイソメラーゼ(図はトポイソメラーゼⅡ)．

トポイソメラーゼ遺伝子の変異

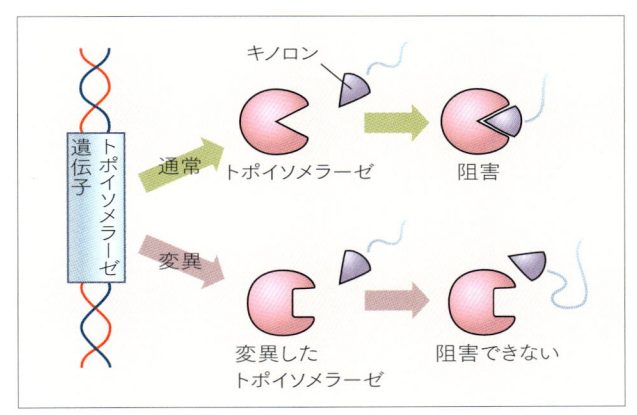

図3 トポイソメラーゼをエンコードする遺伝子が変異すると，トポイソメラーゼの構造が変化し，キノロンが作用できなくなる．

ンはトポイソメラーゼを阻害するというより，トポイソメラーゼとDNAが複合体を形成しているときにそれを安定化してしまうといわれているからだ．これにより，せっかくトポイソメラーゼがDNAを切断してねじれを取ろうとしても，その後につなぐことができないために切断箇所が蓄積していくわけである．つまり，細菌DNAがこま切れ状態になって細菌が死んでしまう(生物学的に正しい表現かどうかは定かでないが…)．

　キノロンはグラム陰性菌に対してはトポイソメラーゼⅡをメインターゲットにし，グラム陽性菌に対してはトポイソメラーゼⅣをメインターゲットにしている．つまり菌によって作用するところを変える戦略をとっているようだ．そしてキノロンに対する細菌の耐性は，このトポイソメラーゼをエンコードする細菌の遺伝子が変異することでもたらされる(図3)．結合する相手の形が変わってしまうとキノロンが作用できなくなるからだ．ただし，この変異

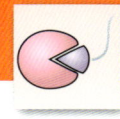

コラム de 感染症⑦　時間依存性と濃度依存性

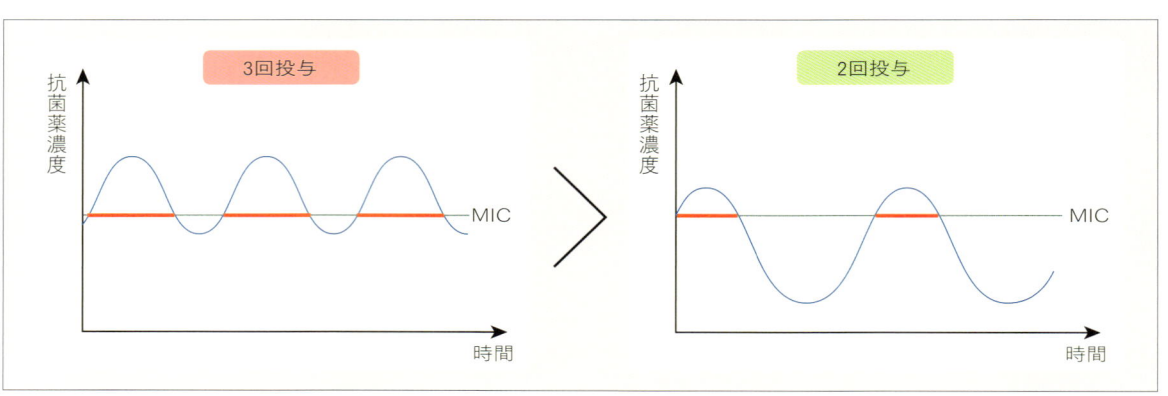

図1　時間依存性抗菌薬.
　MICを超えている時間（time above MIC, 赤線の部分）が多いほうが効くので，左図のように投与回数が多いほうが望ましい．

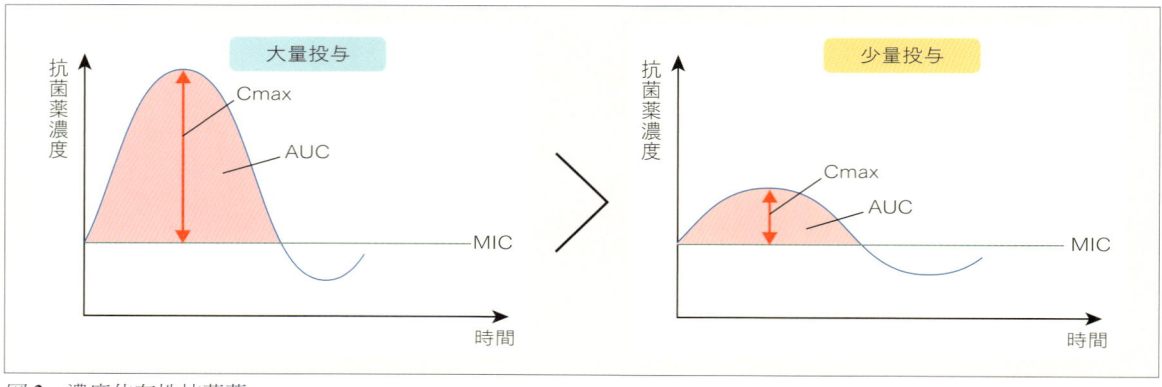

図2　濃度依存性抗菌薬.
　MICをどれだけ超えているか（Cmax）やどれだけ一気に投与しているか（area under the curve：AUC, ピンクの部分）が大きいほうが良く効く．そのため1回投与量が多いほうが望ましい．

　抗菌薬を内服すると血中に移行して体内のさまざまな組織に運ばれる．このとき抗菌薬の血中濃度をモニターしていると，抗菌薬の効き方に2種類あることがわかった．最小発育阻止濃度（minimum inhibitory concentration：MIC）を抗菌薬濃度が超えていなければ効きが悪いということは想像できるだろうが，その超え方が大切なのだ．ペニシリンなどのβラクタム薬やマクロライドなどはこのMICを超えている時間が長いほうが良く効く．これを時間依存性といって，モニターする場合はMICを超えている時間（time above MIC）を見る．抗菌薬は代謝されて体内から消えていく運

命なので，結局，時間依存性抗菌薬では投与する回数が増えることになる．つまりある程度の量を"こまめに"が基本ということだ(図1).

それに対してキノロンやアミノグリコシドになると，時間ではなく濃度でどれだけMICを超えるかが大切になる．これを濃度依存性という．この場合は最高到達濃度(Cmax)やMICを超えている濃度(area under the curve：AUC)をモニターすることになる．CmaxやAUCを上げようと思えば1回に投与する抗菌薬の量を増やさなければならない．つまり濃度依存性抗菌薬の投与は"一度にたくさん"なのである(図2).ただし1回の投与量を上げると抗菌効果と一緒に副作用も強くでやすくなるのが気がかりなところだ．

ところでこのキノロンの処方が米国と日本で異なっている．たとえばレボフロキサシンの日本での保険適応の処方は100〜200mgを1日3回，あるいは200mgを1日2回となっている(500mg錠はさすがに割って使えとは書いていないが…)．米国ではどうかというと500〜750mgを1日1回である．総量が日本で少ないのは日本人の平均体重が少ないからと勝手に納得させておくとしても，回数が違うのは納得できない．薬理学的に正しいのは米国である．逆に日本ではペニシリン系の投与回数が(時間依存性なのに)やたら少なかったり，総量が少なかったりする．保険適応の処方に盲目的に従っていると，肝心の患者さんが治らない可能性があるのだ．日本は世界に誇れる保険システムと言われて久しいが，抗菌薬に関しては誇れない状況なのかもしれない．

表2 キノロンに対する耐性.

❶トポイソメラーゼをエンコードする遺伝子の変異
❷排出ポンプの発現

は新しいキノロンほど影響が少ないといわれている．つまり古いキノロン(オフロキサシンやシプロフロキサシンなど)では1回の変異で効かなくなってしまうが，新しいキノロンでは複数の変異が重ならないと耐性獲得できないようだ．また，せっかく細菌の内に入り込んだキノロンを外に排出してしまう排出ポンプ(efflux pump)が過剰に発現するようになって耐性をもつこともある(表2).MRSA，緑膿菌，淋菌などで耐性が広がってきている．たとえば，カリフォルニアやハワイではキノロン耐性の淋菌が問題となっている．地域ごとのlocal factorの把握が大切である．

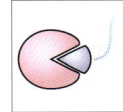

3. キノロンのPK/PD

キノロンはβラクタム薬と違って濃度依存性抗菌薬だ．ちなみにβラクタム薬は時間依存性．濃度依存性抗菌薬は濃度が高いほど効果も上がるということで，投与法は回数を少なくして1回投与量を多くすることになる(図4).とくに新しいキノロン(レボフロキサシン，ガチフロキサシンなど)ほどその傾向が強い．投与回数が少ないと濃度が下がった後が心配だが，キノロンはPAEといって，抗菌薬と細菌が短時間接した後に，細菌抑制効果が持続する現象がある(図4).これによって案外長時間細菌に影響をしているのである．

キノロンはPK的に優等生だ．まず腸管での吸収が抜群．経口投与と点滴とほとんど同じくらい血中レベルが上がる．これは驚異的だ．ただ腸管での吸収が悪くなってしまうことがある．それはマグミットのような制酸剤，鉄や亜鉛含有のマルチビタミン

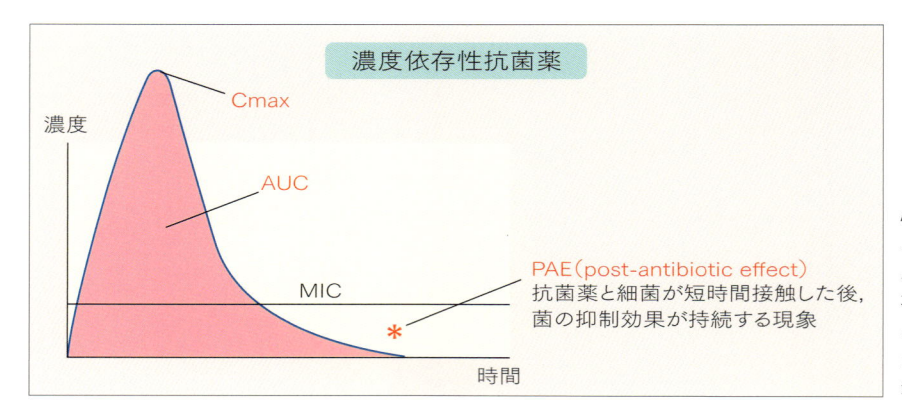

濃度依存性抗菌薬とPAE

図4 キノロンはMIC以上の濃度が高ければ高いほど効果が上がる．そのため頻度は少なくても濃度を上げる（投与量を増やす）ほうが好ましい．投与後はMIC以下に濃度が下がっても長時間抗菌作用が残り，これをPAE（post-antibiotic effect）という．

などを同時に服用するとキノロンの吸収が落ちてしまう．したがって，そのような金属含有製剤は食間服用してもらい，キノロンを食後服用するというようなタイムラグをつくる必要がある．とくにマルチビタミンはこちらが知らない間に体に良いからという理由で服用されていることがあり，要注意である．

腸管からの吸収後は体の隅々まで行き渡る．肺，尿路，骨，胆道などほとんどの臓器，組織に移行するが，中枢神経系だけはあまり移行しない．なので，細菌性髄膜炎の治療にはあまり推奨されない．

排泄経路はキノロンの種類によって異なる．オフロキサシン（タリビット®）やレボフロキサシン（クラビット®）は腎臓からの排出なので，クレアチニン・クリアランスが50を切るようなレベルでは投与量を減らすほうがよい．それに対してシプロフロキサシン（シプロキサン®）は腎臓と肝臓の両方から排出されるので，クレアチニン・クリアランスが30を切らないかぎり投与量を調整する必要はないといわれている（表3）．

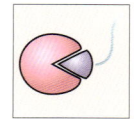

4．どんなシチュエーションでキノロンを使うのか？（表4）

グラム陰性菌で感染症医が最初に思い浮かべるのは腸内細菌だ．けっして歯周病菌ではない．腸内細菌が原因となる感染症といえばもちろん消化管感染症，そして忘れてはならないのが尿路感染症である．尿路感染症の起因菌ダントツ1位は大腸菌なのだ．尿路感染症のエンピリック治療ではST合剤だが，ST合剤にアレルギーがある場合や，ST合剤の耐性菌の多い地域ではキノロン（シプロフロキサシン，オフロキサシンなど）が使われることがある．また淋菌治療にも使われるが，最近は耐性化が目立つようになってきた．

キノロンが使われるもう1つのシチュエーションが呼吸器感染症である．これはレボフロキサシンなどの新しいキノロン（respiratory quinoloneと呼ばれる）はペニシリン耐性の肺炎球菌にもよく効くということと，レジオネラやマイコプラズマなどが起因菌の非定型肺炎にも有効ということで"乱用"されている．キノロンの乱用でキノロン耐性の淋菌や肺炎球菌が増えてきているし，偽膜性大腸炎の原因にもなることがわかってきている．しかもキノロンは緑膿菌に対して活性をもっているのがすごいところであり，怖いところである．これは広域ペニシリン（第Ⅱ部第1章-3．）や第3，第4世代セファロスポリン（第Ⅱ部第2章-2．）でも述べたところである．しかもガチフロキサシン（ガチフロ®）のような新世代のキノロンには結核菌に対する効果が高いのも問題である．われわれ歯科医師は緑膿菌や結核菌に活性のあるような抗菌薬を日常的に使うことを避けるべきだろう．

日本における感染症治療の第一人者である青木眞氏は，「キノロンがある細菌に対して有効であることと適応であることは異なる」と書かれている．メ

表3 腎機能低下時の調整.

- オフロキサシン,レボフロキサシン
  → 腎排泄 → 調整必要

- シプロフロキサシン
  → 腎肝排泄 → 通常不要(重度機能低下時は必要)

表4 キノロンの適応症.

❶ 第一選択薬として
赤痢,サルモネラ症,緑膿菌による尿路感染症,淋病,レジオネラ感染症

❷ 第二選択薬として
消化管感染症,尿路感染症,呼吸器感染症

表5 キノロンの副作用.

- 妊婦,授乳中は禁忌(カテゴリーC)
- 中枢神経症状(めまい,頭痛,意識障害)
- 高齢者における腱の断裂
- 小児における軟骨形成不全
- 光過敏症(スパフロキサシン)
- 血糖異常(ガチフロキサシン)
- けいれん発作(NSAIDsとの併用)
- QT延長(スパフロキサシン,ガチフロキサシン)
- チトクロームP-450系阻害によるワーファリンなどの効果増強(シプロフロキサシン)

チシリンに感受性のあるような黄色ブドウ球菌(Methicillin-sensitive *Staphylococcus aureus*:MSSA)であれば,第1世代セファロスポリンを使うのが正しい選択であるし,ペニシリン耐性の肺炎球菌であればペニシリンの大量投与,マイコプラズマであればマクロライドを使うのが正当である.なにも広域のキノロンを使う必然性はない.有効であっても必然性がなければ適応とならないわけである.キノロンが第一選択となるような感染症は,赤痢,サルモネラ感染症,淋病(感受性があれば),緑膿菌による尿路感染症,レジオネラ感染症といわれている.

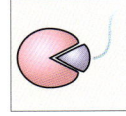

5. 重要な副作用について(表5)

キノロンを使うときに知っておくべき副作用についてまとめておきたい.まずは妊婦,授乳中はキノロン禁忌であることを覚えておこう.カテゴリーCに分類されている.そして臨床上いちばん多い副作用は中枢神経系への影響である.これは高齢者に多いようだが,頭痛,めまい,不眠,イライラなどの症状がでることがある.意識障害や見当識障害など重度の症状がでるようであれば,キノロンの使用を中止しなければならない.

腱(とくにアキレス腱)の断裂が起きることがあるという報告がある.50歳以上の男性に多いようだ.小児の場合は軟骨形成に影響がでることがあるようだが,動物実験のレベルなのでヒトでの真偽は不明である.スパフロキサシンは光過敏症を起こすということで,米国ではマーケットから姿を消したが,なぜか日本では消えていない.なぜか歯科適応である.またガチフロキサシンはまだ新しいキノロンであるが,血糖異常(上がることも下がることもある)を起こす危険性が指摘されており,外来で使用するのは危ないこともあるかもしれない.なぜか歯科適応である.スパフロキサシンやガチフロキサシンは心筋の再分極を阻害することでQT延長を引き起こしtorsades de pointes(トルサード・ドゥ・ポワント,心室頻拍)の引き金になる可能性がある.なぜか歯科適応….

NSAIDs(non-steroidal anti-inflammatory drugs,非ステロイド系抗炎症薬)との併用でけいれん発作を誘発するということは歯科でも周知されていることだ.とくに酸性のNSAIDsは避けて,アセトアミノフェンのような鎮痛解熱剤や塩基性NSAIDsを使いたい.またシプロフロキサシンはチトクロームP-450系を阻害するので,ワーファリンなどの薬剤が処理できず高濃度になるため効きすぎるということがある.

あえて各種キノロンの各論については詳述しなかった.各論を極めるのであれば,オフロキサシン,

ストレプトマイシン構造式

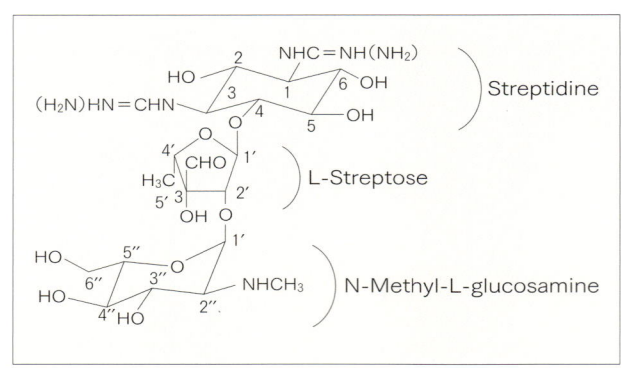

図5 ストレプトマイシン構造式.

表6 アミノグリコシドの特徴.

- 濃度依存性
- PAE
- 好気性グラム陰性菌が得意
- 耳毒性と腎毒性あり
- βラクタム薬との併用でシナジー効果あり

シプロフロキサシン，レボフロキサシン，ガチフロキサシンの4つを押さえておけば大丈夫だろう．ただし勉強をすればするほど，歯科医師が日常臨床で使うような抗菌薬ではないということがわかってくる．それがわかるだけでも勉強をする価値はあるかもしれない．

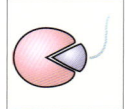

6．アミノグリコシド よもやま話

経口薬がないし，歯科適応でもない抗菌薬であるが…知っておくべきである．名前のとおり，糖にアミノ基がついた独特の構造で(図5)，電気的にはプラス，効力はアルカリ性で向上する．ということは，膿瘍などではたとえ届いたとしても効力を発揮できないということになる．

原核生物(細菌など)のリボゾームのサブユニット30Sに結合してタンパクの合成阻害を起こすので，静菌的抗菌薬と思いきや殺菌的抗菌薬の仲間に入っている．グラム陰性菌の外膜のリポポリサッカライドはマイナスにチャージしているが，プラスであるアミノグリコシドがそこに結合して外膜を害する作用も知られており，複数の抗菌作用から殺菌的にはたらくのではないかと考えられている．耐性のメカニズムは，①細胞内への取り込みの阻害，②アミノグリコシドを修飾する酵素(アセチルトランスフェラーゼなど)の産生，③リボゾームの結合部位の変化などがあり，とくに②が有名である．

キノロンと似て濃度依存性であり，PAEをもっている．そのためアミノグリコシドは現在，1日1回投与がメジャーになってきている(表6)．好気性グラム陰性桿菌感染症に対するエンピリック治療に使ったりするが，基本的に補佐役である．βラクタム薬と併用するとシナジー効果が得られるのは重要な特徴で，1＋1が2以上の力を発揮できる．主役で使うとすればペストや野兎病のような感染症がある．今どきそんな感染症はないように思うかもしれないが，バイオテロで使われる可能性があるので大切である．

アミノグリコシドにはストレプトマイシン，ゲンタマイシン，ネオマイシン，トブラマイシン，アミカシンなどがあるが詳細は省略する．アレルギーはきわめて少ないが，耳毒性と腎毒性がある．耳毒性は非可逆的で，蝸牛障害(つまり聴覚障害)と前庭障害(つまりバランス障害)がある．この毒性はストレプトマイシンで有名である．腎毒性は非乏尿性(尿量は減少しない)で，可逆的といわれており，ネオマイシンがもっとも起こりやすい．

PK的には脳内や呼吸器系は苦手で，尿路系は得意．尿中の濃度は血中の25～100倍まで跳ね上がるすぐれものである．ちなみに排泄はすべて腎臓経由である．

第Ⅱ部 第4章

マクロライド

はじめに

　マクロライド系抗菌薬のアジスロマイシンについての質問をよく受ける．これも本書執筆の動機の1つである．説明をしようにも，議論をしようにも，共通の知識や情報の乖離が大きすぎて答えに窮することが多い．歯周治療への応用を考える前に，まずこの抗菌薬の基本を押さえておこう．

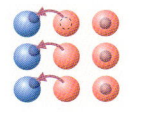

1．マクロライドの構造と耐性

　ラクトンと呼ばれる特有の環状有機化合物を含んでいるのが特徴で，マクロライドは12員環以上の大環状ラクトンとなっている(図1)．エリスロマイシン(エリスロシン®)やクラリスロマイシン(クラリス®，クラリシッド®)はラクトンリングの原子数が14個なのに対して，アジスロマイシン(ジスロマック®)は15個である．分子量はバンコマイシンの1,449にははるか及ばないものの，クラリスロマイシンで748，アジスロマイシンで749とかなり大きな分子である．ちなみにペニシリンGは334，テトラサイクリンは444，レボフロキサシンは361である．

　マクロライドは細菌リボゾームのサブユニット50Sに結合することでタンパク合成阻害をする静菌的抗菌薬である．ただし，クラリスロマイシンやアジスロマイシンのような新世代のマクロライドはA群溶連菌や肺炎球菌，インフルエンザ桿菌には殺菌的に作用するといわれている．ペニシリンが腸球菌に対しては静菌的にしか働かないように，抗菌薬と細菌の組み合わせによって変わることがあるようだ．

　近年，とくに日本ではマクロライドの耐性菌が激増しているので，その耐性メカニズムについても見ておこう(表1)．まず，固有耐性としてグラム陰性菌の外膜をマクロライドは通過しにくい．外膜ポーリンを通過できる分子の分子量はおよそ600程度と見積もられているので，マクロライドは750前後と大きいため通過しにくいのだろう．そのため腸内細菌などにはもともとマクロライドは効きにくい．

第Ⅱ部　抗菌薬

マクロライドの構造式

表1 マクロライドの耐性メカニズム．

- ●固有耐性
- ・分子量が大きいためグラム陰性菌の外膜ポーリンを通過しにくい
  →腸内細菌のようなグラム陰性菌には元来効きにくい
- ●獲得耐性
- ・排出ポンプ（M type）
  → A群溶連菌，肺炎球菌，その他の連鎖球菌
- ・MLS$_B$ type
  →リボゾーム50Sサブユニットの結合部位のアデニンがメチル化することにより，マクロライドが結合できなくなる
  →マクロライド，リンコマイド（リンコマイシン，クリンダマイシン），ストレプトグラミンB（キヌプリスチン・ダルホプリスチン）で共有
- ・マクロライドを不活化する酵素
  →エステラーゼ，ホスホトランスフェラーゼなど

◀*図1* 特徴的な大環状ラクトンをもつ構造で，14員環や15員環，16員環などがある．***a*** は14員環のエリスロマイシン，***b*** は15員環のアジスロマイシン．

　つぎに獲得耐性だ．細菌内に入り込んだマクロライドを外にくみ出してしまう排出ポンプによる耐性が知られている．A群溶連菌，肺炎球菌，その他の連鎖球菌で認められている耐性で，プラスミドで伝達する．M-phenotype と呼ばれる耐性である．

　細菌のリボゾームタンパクが突然変異を起こす高度耐性も知られているが，リボゾーム関係の耐性では MLS$_B$-phenotype が重要である．これはリボゾーム50Sサブユニットの結合部位のアデニンがメチル化することによりマクロライドが結合できなくなる耐性である．Mはマクロライドの M，L はリンコマイド（リンコマイシン，クリンダマイシン）の L，S$_B$ はストレプトグラミンB（キヌプリスチン・ダルホプリスチン）の頭文字で，一気にこれらの抗菌薬に対して耐性をもつことになる．黄色ブドウ球菌や肺炎球菌，ジフテリア菌，腸球菌，カンピロバクター（*Campylobacter*），レジオネラ（*Legionella*），マイコプラズマ（*Mycoplasma*），リステリア（*Listeria*）などで報告されている．MLS$_B$ タイプもプラスミドで伝播される．またマクロライド自体を不活化する酵素（エステラーゼ，ホスホトランスフェラーゼ）も知られている．

　マクロライドに対する耐性で特徴的なのは，耐性をシェアしてしまうということだ．つまりエリスロマイシンに対して耐性を獲得した肺炎球菌は，クラリスロマイシンやアジスロマイシンに対しても耐性を獲得するということである．クラリスロマイシンで効かなかったからアジスロマイシンに変更というのは無理なロジックということになる．ただし最新のマクロライドであるテリスロマイシン（ケテック®）はラクトンリングにアルキリ-アリール基を付けたことによりリボゾーム結合部位が2か所になり，耐性化しにくくなっている．そのため，他のマクロライドで耐性を獲得したような黄色ブドウ球菌や肺炎球菌，A群溶連菌などにも抗菌作用を発揮できる．

　ここで抗菌薬の選択圧による耐性の拡がりについて考えてみたい（*図2*）．マクロライドに対する感受

耐性の拡がり方

図2 感受性菌Aと獲得耐性菌B（耐性遺伝子をもつ）が混在しているところに抗菌薬を作用させるとAが減りBが増える（***a***：抗菌薬による選択圧）．また，BからAに耐性遺伝子が伝播するとさらにBが増えることになる（***b***：プラスミドを介した耐性遺伝子の伝播）．

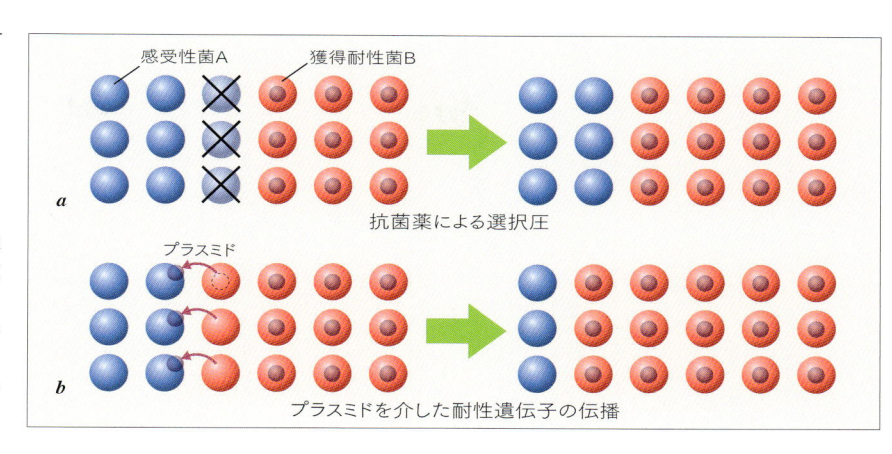

性菌A（マクロライドが効く）と獲得耐性菌B（マクロライドが効かない）がいたとする．そこにマクロライドを投与するとAが死に，Bが生き残る．この場合，赤痢菌のように体内にいてはいけない細菌であったり，脳脊髄液のように細菌がいてはいけない場所であれば，Aを根絶するように考えるが，通常マクロライドは咽頭炎や中耳炎，副鼻腔炎のような常在菌による内因性感染をターゲットにした使い方が長年されてきた（非定型肺炎もあるが，話が複雑になるのでここではふれない）．ということは，もともとたくさんAやBが住み着いているところに使うので，Bはもちろん生き残るが，Aも根絶しないし，それを目的にすることもない．しかしながら，バランスとしてはAが減り，Bが増えるということになる（図2a）．Bが耐性遺伝子をプラスミドにもっていると（可能性大！），Bが増えて耐性菌のシェアが増えるというだけでなく，BからAに耐性遺伝子が伝播する可能性もある．これはAの一部が耐性菌になることを意味する（図2b）．ということはマクロライドを使えば使うほど耐性菌のシェアが増えてくるということになる．

ペニシリンアレルギーの患者さんへの代替薬というポジショニングで登場したマクロライドも日本では使われすぎたために耐性率が高くなってしまった．エリスロマイシンに対する肺炎球菌の耐性率は米国（2000〜2003年）で29.4％，ドイツ（1999〜2000年）で9.5％であるのに対し，日本（1999〜2000年）ではなんと77.9％！　もう日本では肺炎球菌をターゲットにしたマクロライド使用はできなくなった．ちなみに日本では小児のA群溶連菌の60％はマクロライドに高度耐性だという報告もあるようだ．日本は耐性菌大国で，ワクチン後進国と言われだして久しい．オランダやドイツのように耐性菌対策に国を挙げて取り組んでいる状況を見習う必要があるだろう．サッカーもそうかもしれない…．

さて，もう少し耐性について考えておきたい．マクロライドに対して腸内細菌は固有耐性をもっていることが多いので，経口投与してもあまり影響を受けない．実際テリスロマイシンの広告では腸内のグラム陰性桿菌をカバーしないということを"売り"にしている（with no enteric gram negative coverage）．それでは前章で解説したキノロンなどはどうだろう？　キノロンは好気性グラム陰性菌がお得意様なので，腸内細菌にダイレクトに影響する．緑膿菌などの耐性化が問題になるのもうなずける．腸内細菌はβラクタマーゼ産生菌を続々と生み出す宝庫でもある．ペニシリンもセファロスポリンも世代が進めばグラム陰性菌へのカバーが強く，広くなるため，これらはつねに選択圧として腸内細菌にかかってくる．経口投与しかしない歯科医師は抗菌薬が必ず腸を経由して口腔内にやってくることを忘れてはならない．

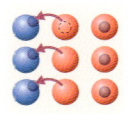

2．マクロライドのPK/PD

　エリスロマイシンは胃酸に弱いので空腹時服用が基本である．クラリスロマイシンになると胃酸への安定性も増し，吸収もよくなった．食事と一緒に服用すると吸収がよいというのはエリスロマイシンと逆である．アジスロマイシンの場合，当初食事は吸収を約50％減少させるということであったが，現在の抗菌薬情報によるとほとんど影響がないとのこと．ただし，成人用ドライシロップは空腹時に服用するよう指示されている．

　基本的に静菌的な抗菌薬で，ペニシリンと同じ時間依存性であるが，アジスロマイシンは血中半減期が2〜4日間とべらぼうに長い．組織内半減期はそれ以上に長いとされていて，そのためアジスロマイシンの服用は1日1回投与となっている．しかもアジスロマイシンは血中濃度の10〜100倍の濃度をいろんな細胞のなかで維持する．白血球やマクロファージ，線維芽細胞など多種にわたって細胞内に蓄積しているのだ．そのためtrapping型抗菌薬といわれている．また白血球やマクロファージという貪食細胞にたまったアジスロマイシンは炎症部位に集まったときに放出される．これをphagocytic deliveryという．細胞内に高濃度で集まるというのはアジスロマイシンだけでなく，クラリスロマイシンでも同じで，細胞内寄生菌による感染症に有効である．クラミジア，レジオネラといった細胞内寄生菌で引き起こされる市中非定型肺炎にマクロライドが多用されるのはそのためである．

　マクロライドはほとんどの組織に移行し，中耳や前立腺にも届くが，中枢神経系や関節腔への移行は悪い．そのため髄膜炎に使ってはいけない．排泄はマクロライドの種類によって異なる．エリスロマイシンとアジスロマイシンは肝臓経由で胆汁中に排泄されるので，腎機能低下時でも投与量の調節は不要である．それに対してクラリスロマイシンとテリスロマイシンは一部腎臓経由で排泄されるため，腎機能に応じた投与量の調節が必要である．

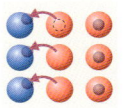

3．主要マクロライドの特徴

① エリスロマイシン（エリスロシン®）

　初代マクロライドで1952年にフィリピンの土壌から発見された．歯科でも適応薬となってはいるが経口エリスロマイシンを使う感染症医はほとんどいない…はずである．なぜなら，とにかく消化器症状が厄介であるからだ．胃の中で分解されてヘミケタルという物質ができることで刺激症状がでるし，エリスロマイシンのモチリン様作用で蠕動運動が活発になり下痢を起こす．お腹がすいたときなどにお腹がグ〜ッと鳴ることがあるが，あれはモチリンという消化管ホルモンの仕業だといわれている．空腹になって腸内がアルカリ性に傾いてくるとモチリンが分泌され，腸の平滑筋が蠕動運動を始めるのだ．食事前の準備運動といったところだろう．エリスロマイシンはこのモチリンのN末端と似た構造をもっているため，消化管平滑筋細胞のレセプターに結合して蠕動運動を始めてしまうのだ．そのため患者さんは下痢に苦しむことになる．実際，経口でマクロライドを使うとすれば，この後のクラリスロマイシン以降である．

②クラリスロマイシン（クラリス®，クラリシッド®）（表2）

　ノースウェスタン大学のアラン・ハウザー氏の言葉を借りると，マクロライドは"多芸は無芸"．嫌気性菌には効果は期待できないものの，グラム陽性菌に効くし，グラム陰性菌にもそこそこ効く．しかしグラム陽性菌は耐性化が進んでいるし，グラム陰性菌のカバーも中途半端．しかもクラリスロマイシンはアジスロマイシンの登場のおかげで影が薄くなってしまった．スペクトラムや副作用，使い勝手どれをとってもアジスロマイシンに軍配が上がるが，しいてクラリスロマイシンのほうがよいだろうと思われるのは感染症医の岩田健太郎氏の意見では2つ．1つめはピロリ菌対策．現在ピロリ菌（*Helicobacter pylori*）が同定されれば，クラリスロマイシンとアモキ

表2 クラリスロマイシン(CAM)の特徴.

- 副作用の少なさや使いやすさから，AZM に軍配が上がる(歯科適用)
- ピロリ菌や抗酸菌には CAM が好まれる
- EM より消化器症状は少ない
- EM と CAM は他の薬剤との相互作用があるので要注意
- 妊婦へのリスクはカテゴリーC
- 肝臓と腎臓から排出され，腎機能低下時は投与量の調整が必要(TEL も同じ)

(AZM：アジスロマイシン，EM：エリスロマイシン)

表3 クラリスロマイシンで相互作用を起こしやすい薬.

- 抗凝固剤：ワーファリン(ワーファリン®)
- 免疫抑制剤：シクロスポリン(サンディミュン®，ネオーラル®)
- 高脂血症薬：スタチン(リポバス®，リピトール®)
- 気管支喘息薬：テオフィリン(テオドール®，ユニフィル®)
- 抗てんかん薬：カルバマゼピン(テグレトール®)
- 向精神薬：トリアゾラム(ハルシオン®)
- マイナートランキライザー：ベンゾジアゼピン(セルシン®，デパス® など)

表4 アジスロマイシンの特徴.

- P450系の阻害作用，消化器症状少ない(歯科適用)
- 妊婦へのリスクはカテゴリーB
- 半減期が約60時間と長い→1日1回3日間投与
- Trapping 型抗菌薬→食細胞や線維芽細胞内で，血中濃度の10〜100倍存在
- Phagocytic delivery →食細胞に運ばれて炎症部位に届く
- 肝臓から排出される(EM も同じ)

シシリン，そしてプロトンポンプ阻害剤の3剤併用療法が基本である．筆者もこの3剤のおかげでピロリ菌の除菌に成功したので足を向けて眠れない．そして，もう1つクラリスロマイシンの良いところは非結核性抗酸菌感染症に対する有効性で，エタンブトールやリファブチンとの併用が推奨されている．

グラム陽性球菌と細胞内寄生菌，そして一部のグラム陰性菌がターゲットである．グラム陽性球菌はβラクタム薬などが本来のチョイスだが，アレルギーの問題があるときに代替薬のリストには挙がる．ただし，耐性菌に要注意．細胞内寄生菌はマクロライドの主要ターゲットになる．幸い，細胞内寄生菌はマクロライドへの耐性をつくりにくいので今でも第一選択薬である．一部のグラム陰性菌とは前述のピロリ菌や百日咳菌(Bordetella pertussis)などが含まれる．日本でも成人の百日咳が近年流行している．小児は3種混合ワクチンなどで守られているが，終生免疫ではないので，免疫力の落ちた高齢者になって感染することがあるようだ．クラリスロマイシンだけでなく，エリスロマイシンでもアジスロマイシンでも治療可能である．

エリスロマイシン，クラリスロマイシン，そしてテリスロマイシンは肝臓のチトクローム P450系(主に CYP3A4)を阻害するために他の薬剤の血中濃度に影響を及ぼす．チトクローム P450系は水酸化酵素群で，脂溶性物質を水酸化して水溶性にすることで体外に排出されやすいように処理をしている．マクロライドはこの酵素群を経由して代謝されるので，服用後この酵素群がマクロライド処理に追われることになる．そうなると同じ酵素群で処理されるはずの他の薬剤が処理待ち，待機状態となって血中濃度が上がることになってしまう．これは結局それらの薬剤が高濃度になるのと同じ，つまり効きすぎるという事態になるのである．グレープフルーツジュースと一緒に服薬してはいけないというのも同じ理屈で，グレープフルーツに含まれるフラノクマリンがチトクローム P450系を阻害するのだ．

さて，マクロライドで血中濃度が上がってしまう要注意の薬は抗凝固剤のワーファリン(ワーファリン®)，免疫抑制剤のシクロスポリン(サンディミュン®，ネオーラル®)，コレステロール薬のスタチン(リポバス®，リピトール®)などが知られている(表3)．またガチフロキサシンと同様に QT 延長を引き起こすことがあると報告されている．

③アジスロマイシン(ジスロマック®)(表4)

アジスロマイシンの特徴の1つは安全性である．チトクローム P450系の阻害もほとんどないため，他の薬物との相互作用を心配する必要がない．これ

第Ⅱ部　抗菌薬

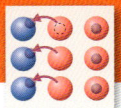

コラム de 感染症⑧　メリット，デメリットという議論

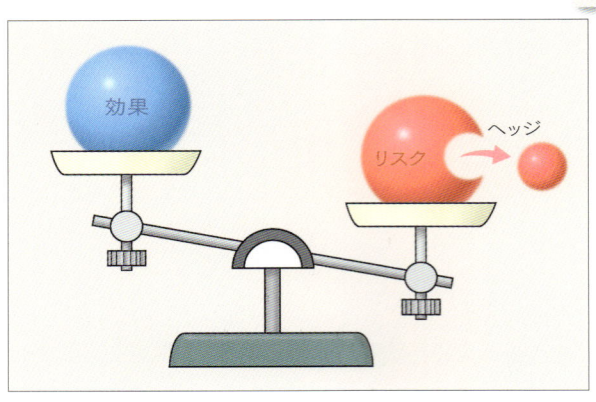

図1　効果とリスク．
効果とリスクのバランスを考えるとき，効果の上乗せだけでなく，リスクヘッジを考える必要がある．

「抗菌薬を使用する場合はメリット，デメリットを考慮して判断すべきである．」

このような"投げやりな"言説で満足する読者はどれくらいおられるだろうか？　臨床では現場で判断を迫られる．あやふやなエビデンスしかなくても，"明快な"判断を要求される．抗菌薬を半分だけ使おうとか，外科を半分だけしておこうなんてことはないわけで，すると決めれば100％するし，しないと決めれば100％しないのが臨床だ．2つの正規分布の中央値や平均値の差が有意かどうかくらいしか情報がなくても，目の前の症例に2つの治療法をすれば，それぞれどれくらいの結果がでるかわからなくても，"明快な"決断をしなければならないのである．ここで抗菌療法のメリット，デメリットを考えてみよう．ただし，このままメリット，デメリットという言葉を使っていると教科書的な文章の羅列しかでてこないので，メリットを効果，デメリットをリスクと置き換えて考えてみたい．このほうが俎上に乗せやすい．

まず，抗菌療法の効果はどうだろう？　たとえばアジスロマイシンに絞ってみてみると，プロービング値の改善が認められたのは5つの主要論文のうち3つ．付着の獲得が認められたのは2つである．しかも，付着の獲得が認められた2つの論文のうち片方は喫煙者対象で，もう一方は急速進行性歯周炎患者対象である．特殊な対象に対しては効果があるようだが，一般的な慢性の歯周炎患者に適応してどれくらいの効果がでるのかはあいまいである．

それでは効果に関しては保留にしておいて，リスクはどうだろう？　この場合，アジスロマイシンを服用するリスクと服用しないリスクの2つを考える必要がある．アジスロマイシンを服用することによるリスクにはどんなことが考えられるだろう？　これには耐性菌の出現あるいは耐性率の上昇と副作用がある．耐性菌の問題に関しては本

文中でも述べたが，日本ではマクロライドの耐性率が世界で断トツになってしまったことを留意しておく必要がある．では，アジスロマイシンを服用しないリスクとはどんなことだろう？　アジスロマイシンを使わないことで病態が進行，悪化することが心配といったところだろう．

　リスクとは"ヘッジ"できるものである(図1)．ヘッジできないものはリスクではなく，デインジャーである．とすれば，それぞれのリスクヘッジはどうなるのだろう？　アジスロマイシンを使うことによる耐性菌や副作用のリスクはどうやってヘッジできるのだろう？　別の抗菌薬に変更するとか，投与量を少なくするというのはヘッジにならないことは賢明な読者には一目瞭然である．ということはアジスロマイシンを使うという行為にはリスクではなく，デインジャーが内在するということを意味している．アジスロマイシンを使わない場合のリスクヘッジはどうだろう？　アジスロマイシンの服用なしに進行や悪化を防ごうと思えば再SRPや歯周外科，LDDSなどいくつかの治療オプションが存在する．

　このようにアジスロマイシンにかかわらず，抗菌療法というのは効果が不明瞭であるだけでなく，リスクをヘッジできず（というよりデインジャー？），抗菌療法を行わないほうに多数のリスクヘッジが存在するという割り切れない方向性に開かれた治療法ということになる．メリット，デメリットを考慮してという言葉がますます呪文のように聞こえてくるのは私だけだろうか？

は大変使いやすい特徴である．消化器症状も少ない．妊娠時の使用もカテゴリーBでβラクタム薬と同じくらい安全といわれている．ちなみにクラリスロマイシンとエリスロマイシンはカテゴリーC(表5)．

　PK/PDのところでも述べたようにアジスロマイシンは1日1回という少ない服薬頻度で，しかも3日間飲めば1週間効くという超長時間作用性なのでコンプライアンスも良好である．スペクトラムはグラム陰性菌へのカバーが若干改善されていて，インフルエンザ菌やモラクセラ菌への活性が上がった．これにより，中耳炎や副鼻腔炎への適用が考えられるが第一選択薬ではない．細胞内寄生菌への効果は良好で，レジオネラ肺炎や性行為感染症(sexually transmitted disease：STD)としてのクラミジア感染症などには第一選択薬だ．マイコプラズマやクラミドフィラによる非定型肺炎にも適応である．A群溶連菌による咽頭炎に対しては耐性菌の多いわが国では使いづらい状況である．

　アジスロマイシンだけの話ではないが，マクロライドは抗炎症作用があることがわかってきた．もともとはびまん性汎細気管支炎に対してエリスロマイシンを長期少量投与することで，5年生存率が40％台から一気に90％台に跳ね上がったという報告が最初．これは日本が世界に誇るべきレポートで，ようやく欧米でも注目されるようになった．マクロライドは宿主に対しても作用することが少しずつ報告されるようになっている．たとえば気道上皮細胞からのインターロイキン8 (IL-8)の分泌抑制(IL-8は上皮細胞が貪食細胞を呼び寄せる作用があり，ポケット上皮からも分泌されていることがわかっている)．好中球のロイコトリエンB4産生抑制(歯肉炎を起こすと歯肉溝滲出液中にロイコトリエンB4が増えることがわかっている)，血管内皮細胞における接着分子の発

第Ⅱ部　抗菌薬

表5　妊婦における安全性の分類(FDA, 1979).

カテゴリーA	妊婦におけるコントロールされた研究で胎児への悪影響のリスクがない
カテゴリーB	胎児へのリスクが動物実験ではないが，妊婦におけるコントロールされた研究がされていない．あるいは，動物実験で副作用が報告されているものの，コントロールされた妊婦の研究では確認されていない
カテゴリーC	動物実験で副作用が報告されていて，なおかつ妊婦でのコントロールされた研究がされていない．あるいは，コントロールされた動物実験も妊婦における研究もされていないもの．このカテゴリーの薬は胎児への影響を上回る利益が考えられるときのみ処方されるべきである
カテゴリーD	胎児への悪影響のリスクが証明されているが，妊婦に使用する利益がリスクを上回ることもあるとされているもの．たとえば妊婦の生命を脅かす重篤な疾患において，より安全な薬を使えないあるいは使っても効果が低い場合など
カテゴリーX	動物実験でも妊婦の臨床研究でも胎児異常が証明されている．使用するリスクが明らかに利益を上回っており，妊婦や妊娠の可能性のある女性に使用してはいけない

表6　マクロライドの抗炎症作用．

- 気道上皮細胞からの IL-8 分泌抑制
- 好中球の LTB4 産生抑制
- 血管内皮細胞における接着分子発現抑制
- 細菌バイオフィルム形成の抑制

現抑制（歯周炎では白血球が局所に集まるように血管内皮細胞表面に接着分子が発現して，血流中の白血球にその位置でストップをかける），細菌によるバイオフィルム形成の抑制（歯周病は細菌バイオフィルム感染症）．このように歯周病にも関係のありそうな宿主への効果があることがわかってきており期待されている（表6）．もしかすると低用量テトラサイクリンによるコラゲナーゼ抑制のような戦略に発展していくかもしれない．長期投与による耐性菌出現の監視は必須であろうが…．

④テリスロマイシン（ケテック®）

エリスロマイシンの誘導体で分類上はマクロライドの親戚のケトライドに属する．構造のところで書いたように，構造の変更（ケトン基への置換，アルキリ-アリール基の追加）で胃酸への安定性，抗菌活性（とくにマクロライド耐性菌に対する活性）がよくなった．日本では2003年に承認されたばかりの新しい抗菌薬なので，抗菌効果よりも副作用が気になるところだ．チトクローム P450系経由の薬剤相互作用は要注意．また消化器症状（下痢，悪心，嘔吐など）もみられるし，視力障害なども報告されている．車の運転は危ないかもしれない．また重篤な肝機能障害も報告されており，Annals of Internal Medicine（2006年）の Brief communication では「本抗菌薬はほかにどうしても代替薬がない場合にのみ，専門家と相談してから使用を考慮する」とされている．代替薬があり，相談する相手のいない歯科でこの抗菌薬が適応になっていることに違和感をもつのは筆者だけではないだろう．ちなみに感染症医の青木眞氏は，テリスロマイシンの適応についてつぎのように述べている．

「重篤なβラクタムアレルギーの既往があり，さらに妊娠などでキノロンやテトラサイクリン系が使用しづらく，さらに疫学的にエリスロマイシンなどのマクロライド耐性の肺炎球菌の可能性が否定できない状況でのエンピリカルな治療」（レジデントのための感染症治療マニュアル．第2版．東京：医学書院，2008. より引用）．

マクロライドを鳥瞰した．発展途上の分野もあるので，興味のある方はさらなる勉強を続けていただきたい．

第Ⅱ部

第5章

その他の抗菌薬（クリンダマイシン，メトロニダゾール，テトラサイクリン，クロラムフェニコール）

はじめに

　感染症治療を勉強すればするほど，的確な抗菌薬選択ができるようになる…とは限らない．いろんなことが見えてくるのでかえって悩むことになる．何も考えずに広域抗菌薬を出しておくほうが気が楽だったと後悔することもあるだろう．でも悩みだすことは明らかに知性が向上している証拠．もう少しお付き合いいただきたい．まずは「ポケット内の歯周病菌は嫌気性菌である」ということから，嫌気性菌に活性があるといわれているクリンダマイシンとメトロニダゾールからスタートする．

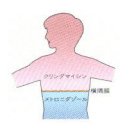

1．クリンダマイシン（ダラシン®）は嫌気性菌に効く（図1）

　これは前章でまとめたマクロライドの親戚にあたるリンコマイシン系の抗菌薬である．作用機序はマクロライドと同じで，細菌リボゾームの50Sサブユニットに結合してタンパク合成阻害をする．グラム陽性菌に効果があるのはマクロライドと似ているが，特徴的なのは嫌気性菌に効くということである（マクロライドは嫌気性菌にはあまり効かない！）．バクテロイデスなどでは近年耐性がみられるので，後述のメトロニダゾールが第一選択となる．そのためバクテロイデスなどが主に問題になる横隔膜より下の嫌気性菌感染症にはメトロニダゾール，横隔膜より上の嫌気性菌感染症にはクリンダマイシンという住み分けが感染症医の合言葉になった（図2）．ちなみにマクロライドのMLS$_B$タイプの耐性は交叉耐性を認めることが多いので要注意だ．MLS$_B$のLはクリンダマイシンの属するリンコマイドの頭文字である．

　クリンダマイシンは腸からの吸収は良好だが，下痢などの消化器症状を起こすことが多いといわれて

クリンダマイシンの構造式

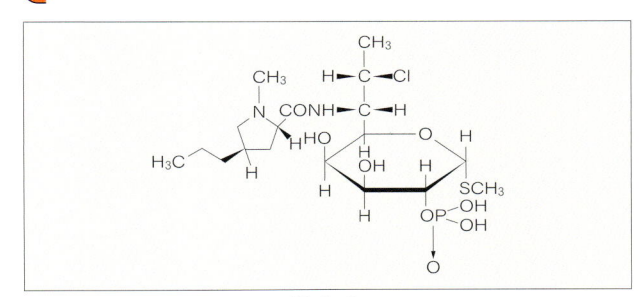

図1　クリンダマイシンの構造式．

いる．そのなかには偽膜性大腸炎（第Ⅱ部第2章参照）が含まれるので，服薬中に下痢と発熱をみたら要注意である．

　感染症エマージェンシーの1つに挙げられるものに壊死性筋膜炎がある．"人食いバクテリア"とマスコミでも取り上げられて有名になった．A群溶連菌が起因菌になることが多いが，グラム陰性菌や嫌気性菌が原因になることもある．そのためエンピリック治療ではカルバペネムのような広域スペクトラムの抗菌薬を使うことになるが，いったんA群

第Ⅱ部　抗菌薬

クリンダマイシンとメトロニダゾール

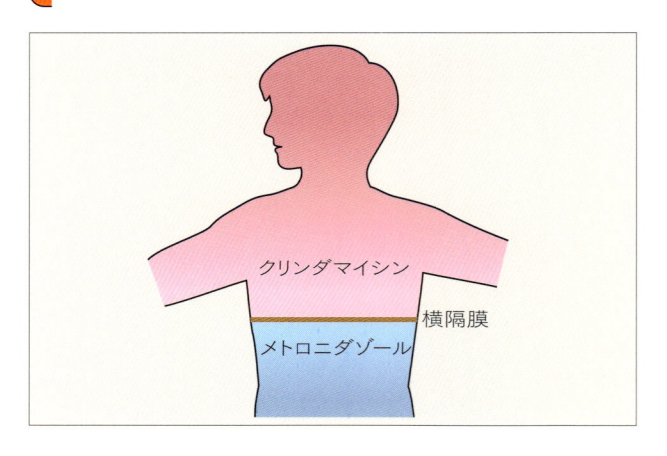

メトロニダゾールの構造式

A群溶連菌による壊死性筋膜炎の治療

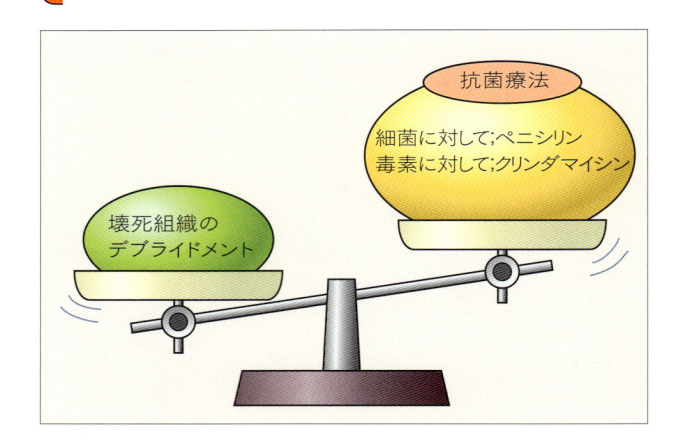

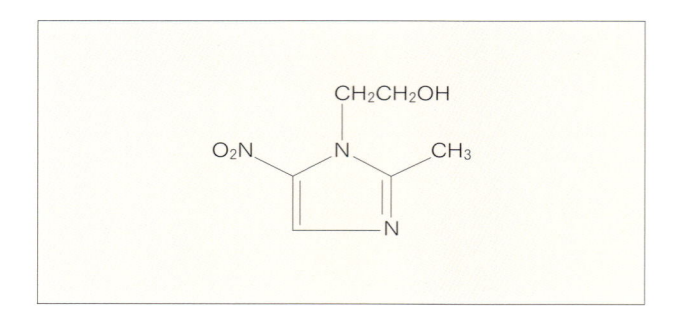

| 図2 | 図3 |
| 図4 | |

図2 クリンダマイシンとメトロニダゾール．同じ嫌気性菌でも *Peptostreptococcus* のような口腔内に認める嫌気性菌を得意とするクリンダマイシンと，*Bacteroides* のような腸内細菌を得意とするメトロニダゾールでは使い方が違う．昔から横隔膜がその境界線といわれている．
図3 A群溶連菌による壊死性筋膜炎の治療．感染症でありながら，治療の基本がデブライドメントというのは歯周治療に通じるものがある．
図4 メトロニダゾールの構造式．

溶連菌が起因菌と判明するとペニシリンが第一選択だ．しかし実際はクリンダマイシンを一緒にかませることが多い．その理由の1つはペニシリンを大量投与すると，細菌が細胞壁の合成を止めるようになってしまい，ペニシリンの効果が落ちることがあるということ．これをイーグル効果という．クリンダマイシンにはそのイーグル効果は認められない．そしてもう1つの理由は，A群溶連菌の産生する毒素をクリンダマイシンで抑えるということだ．壊死性筋膜炎の病態は毒素によってもたらされるので，その毒素産生をクリンダマイシンで抑えながら，細菌自体をペニシリンで排除しようという戦略である．ただし，壊死性筋膜炎でもっとも大切なことは，壊死組織のデブライドメントといわれている．このあたりは歯周治療に対しても示唆的である(*図3*)．

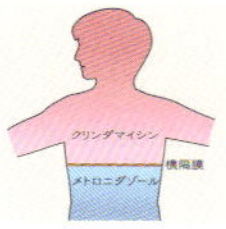

2．嫌気性菌の特効薬，メトロニダゾールについて(*図4*)

この抗菌薬は残念ながら日本で歯科適応にはなっていないが，欧米では昔からよく歯周治療でも使われているので，ポイントをまとめておきたい．将来，歯科適応になったときに使う可能性はあると考える．

メトロニダゾール(フラジール®)は偏性嫌気性菌だけによく効く珍しいタイプの抗菌薬である．トリコモナスのような原虫感染症にも使われるがここでは省略する．第Ⅰ部第3章で概説したが，嫌気性ということにもう少し突っ込んで解説しておこう．好気性菌は酸素が好きで，嫌気性菌は酸素が嫌いと言ってしまうと単なる細菌の趣味趣向のようなイメージを受ける．実際はエネルギー代謝における電子伝達系で最終的に電子を受け取る相手が酸素であ

第5章　その他の抗菌薬（クリンダマイシン，メトロニダゾール，テトラサイクリン，クロラムフェニコール）

メトロニダゾールの作用機序

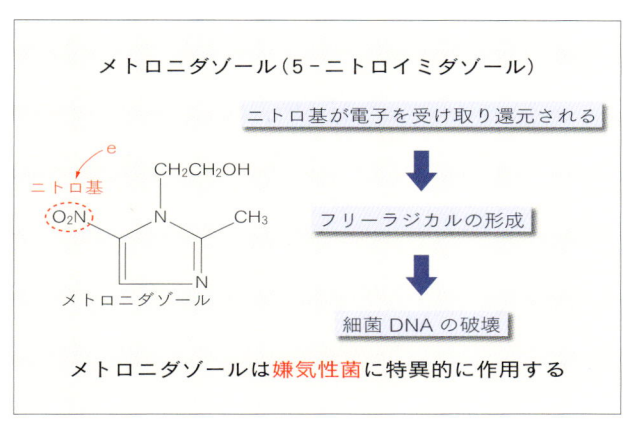

図5　メトロニダゾールの作用機序．

表1　好気性菌と嫌気性菌．

- 好気性菌：電子伝達系の最終電子受容体が分子状酸素
- 嫌気性菌：電子伝達系の最終電子受容体が無機化合物（硝酸塩や硫酸塩など）

＊発酵性菌では有機代謝中間体が受容体

表2　歯周病菌のなかの通性嫌気性菌．

- *Aggregatibacter actinomycetemcomitans*
- *Campylobacter rectus*
- *Eikenella corrodens*
- *Capnocytophaga sputigena*

表3　メトロニダゾールの副作用．

- 消化器症状（悪心，胃部不快感，食欲不振）
- 中枢神経症状（けいれん，小脳性運動失調，脳症）
- アルコールとの相互作用
- カテゴリーBだが，胎盤通過性があるので妊婦には使わないほうが無難

れば好気性，硝酸塩や硫酸塩のような無機化合物であれば嫌気性という（表1）．メトロニダゾールにはニトロ基があり，そのニトロ基が細菌のなかで電子を受け取る（つまり還元される）．好気性菌は酸素が電子を受け取ってしまうのでメトロニダゾールのニトロ基は還元されない．ニトロ基が還元された嫌気性菌のなかではフリーラジカルが発生し，それが細菌のDNAを破壊する．そのためメトロニダゾールは嫌気性菌に特異的に効くわけだ（図5）．細菌のなかに入って還元されて初めて効果を発揮するという意味ではプロドラッグの一種と考えられる．

メトロニダゾールが効果のあるのは偏性嫌気性菌だけと考えたほうがよい．バクテロイデス（*Bacteroides*）やプレボテラ（*Prevotella*），フソバクテリウム（*Fusobacterium*）などによく効く．これらは歯周病菌の常連である．クロストリジウム（*Clostridium*）にも良い活性をもっており，偽膜性大腸炎治療の第一選択薬である（偽膜性大腸炎の起因菌は *Clostridium difficile*）．また歯周病菌としても知られる *Aggregatibacter actinomycetemcomitans* や *Eikenella corrodens* などは通性嫌気性なので耐性である（表2）．

メトロニダゾールが効かない偏性嫌気性菌としては2つの細菌が有名で，1つはにきびの原因菌として有名なアクネ菌（*Propionibacterium acnes*），もう1つは放線菌（*Actinomyces*）でこれは口腔内でも常在菌として存在している．

メトロニダゾールはPK的にきわめて優秀で，経口でも静脈注射と同じくらいのレベルまで血中濃度を得られる．吸収後は体の隅々まで行き渡る．貪食細胞のような細胞内にも入るし，中枢神経系への移行も良好だ．炎症がなくても髄膜まで移行する．また膿瘍の中まで浸透するのも大きな特徴である．代謝は肝臓で行われるが，排泄は腎臓からだ．肝不全のときは投与量を減らすが，腎不全では投与量を減らす必要はないとされている．

メトロニダゾールは耐性がきわめて起きにくい抗菌薬として有名であるが，いくつかの副作用があるので要注意だ（表3）．頻度の高い副作用は消化器症状（悪心，胃部不快感，食欲低下など）だが，重症化することは稀．中枢神経系の副作用（けいれん，小脳性運動失調，脳症など）はきわめて稀ではあるが，重篤になることがある．アルデヒド脱水素酵素を阻害するので，血中のアルデヒドが処理できなくなり二日酔いになりやすい．服薬中の飲酒は止めておいたほうがよい．またワーファリンの代謝を落とすので，

テトラサイクリンの構造式

テトラサイクリン系抗生物質

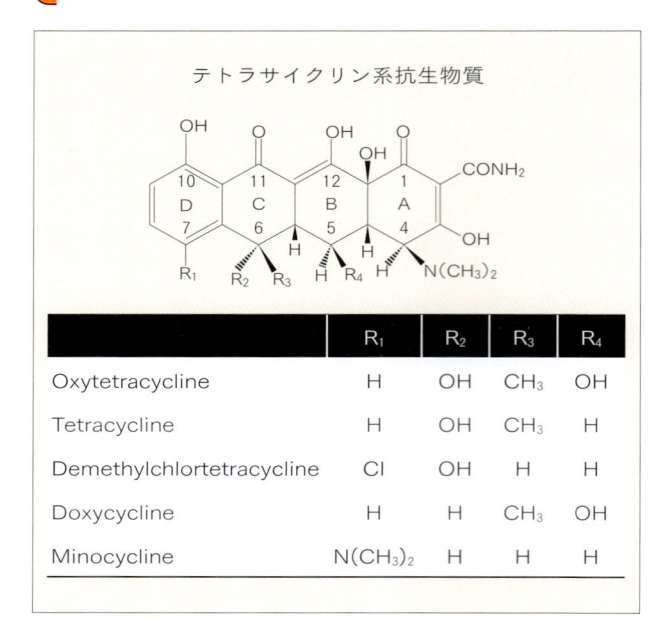

	R₁	R₂	R₃	R₄
Oxytetracycline	H	OH	CH₃	OH
Tetracycline	H	OH	CH₃	H
Demethylchlortetracycline	Cl	OH	H	H
Doxycycline	H	H	CH₃	OH
Minocycline	N(CH₃)₂	H	H	H

図6 テトラサイクリンの構造式．

表4 テトラサイクリンの耐性．

- 排出ポンプ
- リボゾームを防御するタンパクの発現
  → テトラサイクリンの耐性はプラスミドを介して伝播しやすい

表5 テトラサイクリンの特徴．

- 広域スペクトラム
- 耐性が生じやすい
- 妊婦への使用禁忌（カテゴリーD）
- 8歳以下の小児への使用も控える
- PK優等生
- 腎機能低下時の調整は不必要

表6 テトラサイクリンの副次的効果．

- 根面処理による脱灰および抗菌効果
- 貪食細胞由来のコラゲナーゼ（MMP8）抑制作用

出血傾向が強くなるのも要注意だ．ちなみに妊婦に対する投薬に対するリスクはカテゴリーBではあるが，安全とはいいがたいレベルであるようだ．

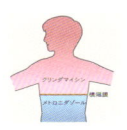

3．歯周治療の常連，テトラサイクリンについて（図6）

細菌リボゾームの30Sサブユニットに結合し，アミノ酸の鎖を伸ばしていこうとするトランスファーRNAをじゃますることでタンパク合成を阻害する．リボゾームへの結合は可逆的であり，静菌的にはたらく．耐性は排出ポンプとリボゾームを防御するタンパク（Ribosomal protection protein）の発現がメインである．排出ポンプは第1世代のテトラサイクリンに対してしかみられず，第2世代のドキシサイクリン（ビブラマイシン®）やミノサイクリン（ミノマイシン®）の耐性は後者による．第3世代のチゲサイクリンには今のところ耐性は報告されていない．テトラサイクリンの耐性はプラスミドを介して伝播するので，比較的簡単に拡大する（表4）．

テトラサイクリンは耐性がなければ驚異の広域スペクトラムを発揮する．グラム陽性菌からグラム陰性菌，果ては嫌気性菌から細胞内寄生菌，原虫にまで．臨床で使いにくい理由は耐性の広がりということ，そして妊婦への毒性が強いこと（カテゴリーD）がある．歯の着色のため8歳以下の小児への使用も控えたほうがよいとされている（表5）．この硬組織への親和性が高いことを利用してテトラサイクリン系抗菌薬は根面処理に使われることがある．酸性であるため根面の脱灰によるメリットもあるが，テトラサイクリン系抗菌薬が徐放性にはたらき，根面処理後2日間くらいにわたって抗菌作用を持続するというのも大きなメリットであろう．またテトラサイクリンは低用量でも，コラゲナーゼ抑制作用があることがわかっている．テトラサイクリン系抗菌薬は生理的なコラーゲンの新陳代謝にかかわるMMP1（Matrix metalloproteinase 1）は抑制せず，貪食細胞などが放出して組織破壊にかかわるMMP8（Matrix metalloproteinase 8）を抑制することから，組織破壊を抑える，つまり宿主にはたらきかける薬剤として応用されている（表6）．ただしその効果については

少なくとも臨床的に劇的に有効性があるかというと…疑問である．

そのほか，テトラサイクリン系抗菌薬には消化器症状や光過敏症，前庭障害なども報告されている．グラム陽性球菌やグラム陰性桿菌に出番を考えるのではなく，リケッチャやクラミジア，マイコプラズマのようなβラクタム薬の苦手とするような細菌に出番を求めるのが基本とされている．しかし，これらの細菌にはマクロライドを使うことが増えている．

ドキシサイクリンもミノサイクリンも吸収は良好であるが，制酸剤や鉄剤，ミルク，カルシウム，マグネシウム，アルミニウムなどで吸収が阻害される．半減期が長いため1日2回投与が可能である．ドキシサイクリンは肝臓，ミノサイクリンは肝臓と腎臓で代謝され，腎機能に応じた投与量の調整は不要といわれている．

近年，チゲサイクリンという途方もなく広域で，耐性菌のでていない抗菌薬が世にでている．けっして，歯科治療ごときで使ってはいけない．将来の人類のためにスペアすべき抗菌薬の1つである．

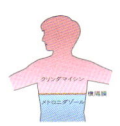

4．クロラムフェニコールについて（図7）

リボゾームの50Sサブユニットに結合して静菌的にはたらく抗菌薬である．静菌的抗菌薬であるにもかかわらず，肺炎球菌やインフルエンザ菌，髄膜炎菌には殺菌的なので髄膜炎治療にはうってつけだ．しかも髄膜への移行も抜群．肺炎球菌狙いでセフトリアキソン，セフトリアキソン耐性肺炎球菌狙いでバンコマイシン，リステリア狙いでアンピシリンと3剤を使うよりずっとシンプルだ．そのほか，クロラムフェニコール（クロロマイセチン®）はテトラサイクリン並みに広域だが，実際使われることはほとんどなくなってしまった．

その理由が骨髄抑制（表7）．これには2種類あって，その1つは投与量依存性の可逆的な貧血．これは赤血球の前駆細胞で成熟が止まってしまうためで，白血球や血小板でもみられる．そしてもう1つの骨

クロラムフェニコールの構造式

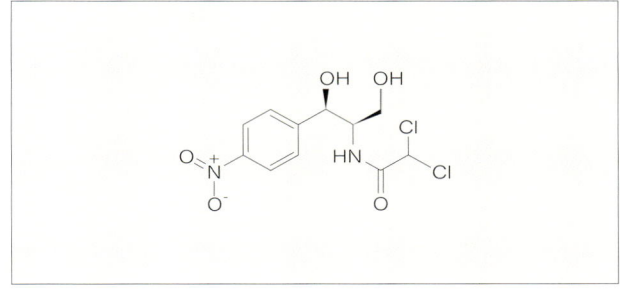

図7　クロラムフェニコールの構造式．

表7　クロラムフェニコールの副作用．

- 骨髄抑制
  - 可逆的貧血
  - 再生不良性貧血（3万人に1人程度）
- グレイ症候群（乳幼児）

髄抑制が再生不良性貧血．これは投与量にかかわらず起こり，非可逆性である．クロラムフェニコールを投与して3万人に1人程度の発症率だが，これを凌駕するような状況があれば（ペニシリンアレルギー患者さんが敗血症をともなう髄膜炎を起こしているなど）使う可能性は残されている．ポケット内の細菌を除去する目的とは天秤にかけることはできないだろう．

代表的で，歯科適応の抗菌薬を中心にオーバービューしてきた．歯科適応を意識しなければバンコマイシン，テイコプラニン，アズトレオナム，ストレプトグラミンB，リネゾリド，ダプトマイシンなど最新の抗菌薬も理解の対象とすべきであるが，ここでは省略する．詳細についてはしかるべき成書を熟読されることを強くお勧めする．第Ⅲ部ではここまでの知識をしっかり把握したうえで，歯周治療における抗菌薬をみていきたい．ここまでくれば歯科医師ではなく，感染症医としての視点も芽生えてきているはずなので，違った見え方があるはずだ．

第Ⅲ部 歯周抗菌療法

第1章
歯周病菌のバイオロジー ―79

第2章
歯周病菌の抗菌薬感受性 ―89

第3章
歯周抗菌療法の効果と課題 ―98

第Ⅲ部 歯周抗菌療法

第1章 歯周病菌のバイオロジー

1. 歯周病菌の生態　79
2. 歯周病菌のプロフィール　80
3. 歯周病菌のグループ分け　83

コラム de 感染症⑨ 歯周病菌の戦略　84
コラム de 感染症⑩ 抗菌薬サークル図　86

第2章 歯周病菌の抗菌薬感受性

1. どうして的を絞るのか？　89
2. プランクトニックとバイオフィルム　90
3. 歯周病菌に対する抗菌薬のPDは？　90
4. 歯周病菌に対する抗菌薬のPKは？　93

コラム de 感染症⑪ MICのピットフォール　96
コラム de 感染症⑫ 歯周抗菌療法の適応症を探る　97

第3章 歯周抗菌療法の効果と課題

1. 各抗菌薬はどれくらい効くのか？　98
2. アジスロマイシンの効果は？　99
3. LDDSは？　102
4. 歯周抗菌療法の課題　102

コラム de 感染症⑬ 歯科衛生士へのエール　106
コラム de 感染症⑭ バイアスと感性　107

第 Ⅲ 部
第 1 章

歯周病菌のバイオロジー

はじめに

　歯周治療で抗菌薬が使われることがあるという現実がある一方で，歯周病菌に対する情報は少なくともわれわれ臨床医には限定的である．「患者さんを治す」ということに重点を置く構えとしては許されるかもしれないが，このことは常に喉の奥に小さな魚の骨が突き刺さったような違和感をもち続ける原因となる．ここでは歯周病菌に関して知ったかぶりをせずに，わかっていることだけでも整理して次につなげていこうではないか．

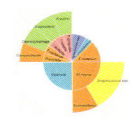

1．歯周病菌の生態

　分子生物学という学問の進歩に加え，共焦点レーザー顕微鏡という細菌バイオフィルムを生で観察できる顕微鏡の開発，そしてそれを解析するコンピュータのハードとソフトの進歩がうまく重なることで，生の細菌バイオフィルムに関する知見は一気に広がった[1, 2]．それまでの電子顕微鏡などの観察は，乾燥したミイラ化した細菌を見ているだけだったからだ．細菌バイオフィルムに関する研究は現在急速に進んでおり，日進月歩どころか秒進分歩の世界だ（多少誇張があるかも…）．なので，これからの解説は多少タイムラグがあることをご了承いただきたい（単なる自己弁護かも…）．

　一般に体の内（たとえば心臓弁）でできる細菌バイオフィルムは同じ種類の細菌でできていることが多いが，体の外（消化管や上気道）でできる細菌バイオフィルムは異なる種類の細菌でできていることが多い．ポケット"内"も立派な体の"外"であるので後者に属する．異種の細菌が常在菌を形成していても，外因性に細菌が侵入することもあれば，内因性感染を起こしたり，日和見感染を起こしたり，またスーパーインフェクションを起こしたりすることがあるのは第Ⅰ部第2章でも述べた．

　異種の細菌といってもポケット内には何百という細菌が生息しており，すべてを片っ端から調べるのは気の遠くなる作業である．そのため歯周病になると増えてくる細菌を中心に検索することになる．そしてSocranskyらは細菌をグループ分けすることで，複雑な歯肉縁下細菌叢をよりシンプルに捉える方法を提案した[3, 4]．それによると，病原性の強い細菌のグループ（red complex）は根面からは離れたところで，ポケットの深い部位に主に生息している．つまりポケット底のポケット上皮に面したところに陣取ることが多いようだ．ここは歯肉溝滲出液のわき出てくる場所なので，食糧調達にうってつけだ．Red complexの後ろ（根面側で，ポケット上皮から少し離れたところ）には次なるグループorange complexが控えている．

第Ⅲ部　歯周抗菌療法

表1　歯周病菌の認定基準[5].

- 関連性(association)
  サルカスで少なく，ポケットで多く検出される
- 除去(elimination)
  その菌を除去すれば歯周病が改善する
- 宿主の応答(host response)
  その菌に対して宿主が反応する
- 病原因子(virulence factors)
  病原因子をもっている
- 動物実験(animal studies)
  実験動物に歯周病を誘発できる

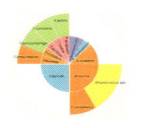

2．歯周病菌のプロフィール

　歯周病菌の認定作業は通常コッホの原則を手直ししたかたちでされている[5]（表1）．歯周病菌は歯周病の存在するところで見つかり（association），それを排除すれば病態も改善しなければならない（elimination）．宿主はそれを敵として反応し（host response），それには病原因子が備わっている（virulence factors）．そして最後に実験動物にそれを使って歯周病を誘発できる（animal studies）．これらの条件が揃ったときに"それ"は歯周病菌というレッテルを貼られることとなる．現在，歯周病菌として認定されている細菌も種類によってこの基準のクリア度が異なる．一般にクリア度が高ければ高いほど悪玉度が高く，外因性の様相が強くなる．ここでは悪玉度に差はあるが，現時点で歯周抗菌療法のターゲットになりうる細菌を9種類挙げて概説する．

① *Porphyromonas gingivalis*（P.g.）（図1a）

　非運動性のグラム陰性偏性嫌気性桿菌である．表面には線毛と呼ばれる付着装置があり，他の細菌や歯肉溝上皮に付着し，ポケット内で踏みとどまることができる．この線毛にはいくつか種類があり，Type 2やType 4の線毛をもつP.g.は病原性が強いようで，現在研究中である[6]．またP.g.はAggregatibacter actinomycetemcomitans（A.a.）と同じように上皮細胞内に侵入することがわかっている[7]．SRPの効果の及ばないところに生息しているとすれば，再感染の温床になったり，細胞内寄生菌狙いの抗菌療法の正当化につながる可能性はあるだろう．P.g.はジンジパイン（gingipain）のような組織を破壊する酵素や内毒素，莢膜，抗体や補体を分解する酵素をもっており，宿主の感染防御から逃れながら病原性を発揮することができる[8]．Red complexのメンバーである．

② *Aggregatibacter actinomycetemcomitans*（A.a.）（図1b）

　非運動性のグラム陰性通性嫌気性桿菌である．血清型で5つに分類され[9]，serotype aはgreen complexに含まれているが，病原性が強いといわれている（異論もあるが）serotype bはどこのグループにも属さない一匹狼である[10]．線毛をもち組織侵入性がある．内毒素のほか，貪食細胞をやっつけてしまうロイコトキシンという毒素や細胞膨化致死毒素（CDT）をもっている[11]．

③ *Tannerella forsythia*（T.f.）（図1c）

　Socranskyの同僚であるTanner ACによって分離された非運動性のグラム陰性偏性嫌気性桿菌である[12]．*Fusobacterium nucleatum*と仲が良いようで，一緒に培養すると増殖が速い．システインプロテアーゼなどのタンパク分解酵素をもっており病原性が強いと考えられているが，筆者の知るかぎり研究途上で公開されているデータが少ない[13,14]．Red complexのメンバーである．

④ *Treponema denticola*（T.d.）

　歯周病菌リストのなかの唯一のスピロヘータである．らせん状の運動性菌だ．スピロヘータは基本的に培養ができず研究が進まなかったが，T.d.はTYGVS寒天培地などの開発で培養ができるようになった．*Fusobacterium*や*Prevotella*と仲が良いのか，急性壊死性潰瘍性歯肉炎（ANUG）で一緒に検出される．P.g.とも共凝集するようだ．ディフェンシンに抵抗性をもっていて組織への侵入性があり，各種サイトカインを分解する能力がある[15]．Red complexのメンバーである．

歯周病菌

図 **1a** Porphyromonas gingivalis.
図 **1b** Aggregatibacter actinomycetemcomitans（命名，分類が変更になったため Actinobacillus actinomycetemcomitans を Aggregatibacter actinomycetemcomitans として掲載）．
図 **1c** Tannerella forsythia（命名，分類が変更になったため，Bacteroides forsythus を Tannerella forsythia として掲載）．
図 **1d** Prevotella intermedia.
図 **1e** Fusobacterium nucleatum.
図 **1f** Eikenella corrodens.
図 **1g** Capnocytophaga sputigena.

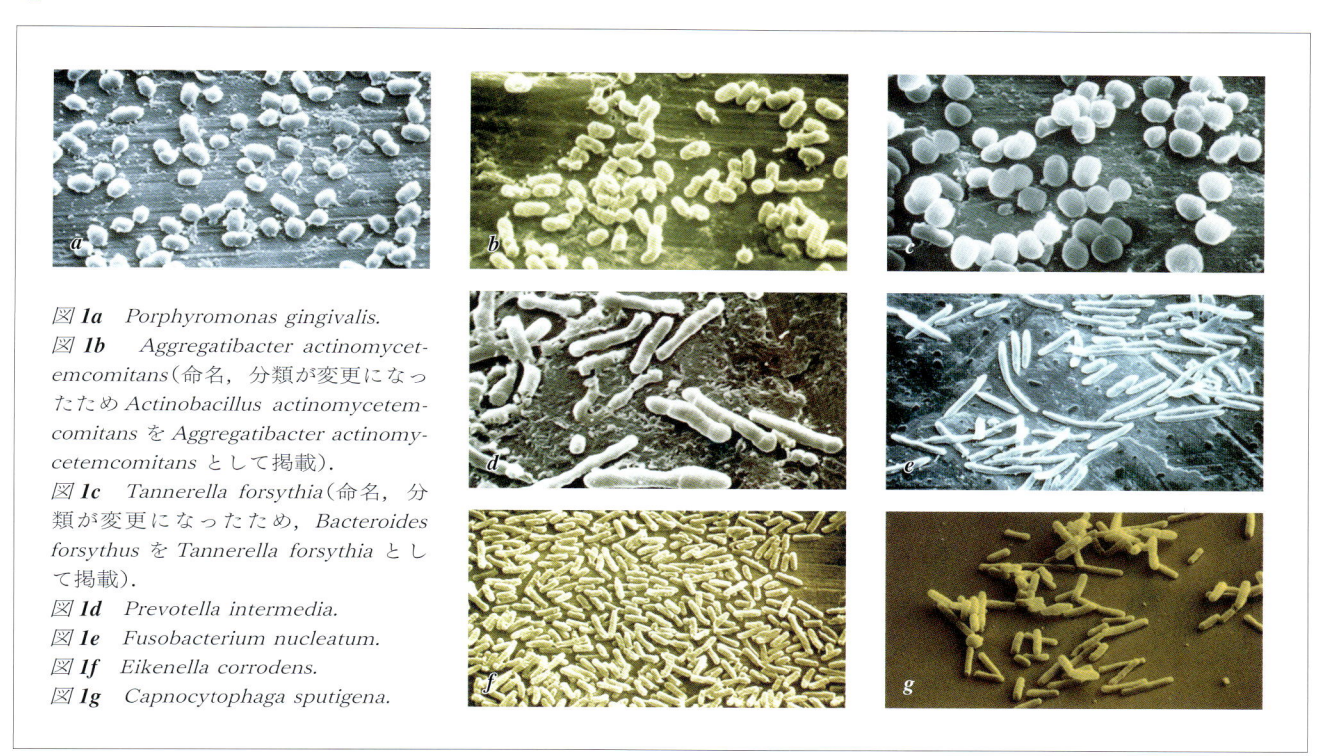

図 1a〜g　歯周病菌の走査型電子顕微鏡写真（Jacoby LF, Tsalikis L, et al（著），二階宏昌（監訳）．アトラス 歯周病の細菌学．東京：クインテッセンス出版，1998．より引用）．

⑤ Prevotella intermedia（P.i.）（図 1d）

　非運動性のグラム陰性偏性嫌気性桿菌である．P.g. の親戚にあたり，以前はバクテロイデス（Bacteroides）として同じ属に入っていたが，P.g. が糖を分解できないのに対し，P.i. は分解できるため，別の属として分類された．莢膜や内毒素，リパーゼ（脂質の分解），プロテアーゼ（抗体やコラーゲンなどのタンパクの分解）も知られているが，エストラジオールやプロゲステロンのような女性ホルモンを餌にできることが特徴である[5]．そのため妊娠時に歯肉溝滲出液中で女性ホルモンが増えてくると P.i. の増殖が起こり，妊娠性の歯肉炎の原因になるのではないかと考えられている．βラクタマーゼ産生菌が20〜30％を占めるようになってきている．Orange complex のメンバーである．

⑥ Fusobacterium nucleatum（F.n.）（図 1e）

　非運動性のグラム陰性偏性嫌気性桿菌であるが，P.g. や P.i.，A.a. に比べて長細い紡錘状の細菌である．ANUG で T.d. とともに発見されたり，プラークの電子顕微鏡写真でトウモロコシのようにみえる細菌の集まり（corn-cob）の"芯"になったりしていて，何かと他の菌と仲良くする．これは F.n. の共凝集を起こしやすいという性質による．つまり他の菌とすぐに手をつなぐ八方美人タイプなのだ[16]．そのため根面に最初に付着する細菌群（＝early colonizer）と最後に集まってくる細菌群（＝late colonizer）の間を取りもつ仲介菌となる．線毛はないが，菌体表層のレクチン様物質がこの共凝集にかかわっているのかもしれない．鞭毛，莢膜はないが，宿主細胞へ侵入する能力がある．Orange complex のメンバーで，エリスロマイシンに対して固有耐性である．

第Ⅲ部　歯周抗菌療法

ポケット内バイオフィルムのピラミッド

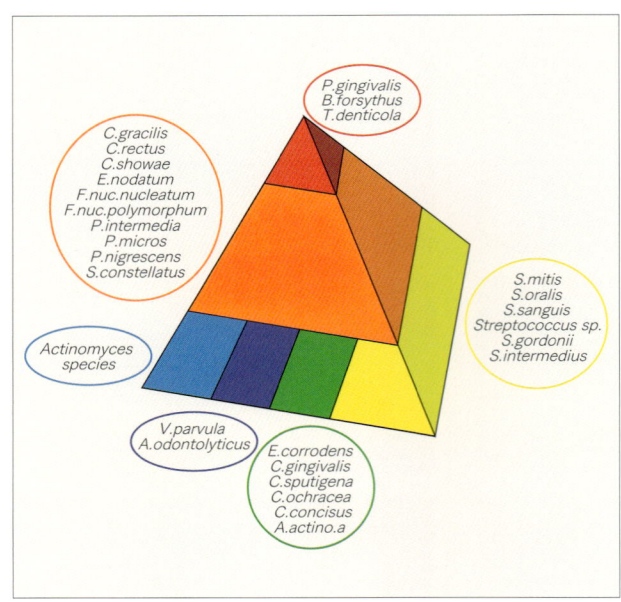

図2　ポケット内では根面を土台にしたバイオフィルムが形成されており，各種細菌がグループ（コンプレックス）をつくりながら共存している．図は文献17より引用．*B.forsythus*（現在の*T.forsythia*）は当時の命名・分類．

ポケット内バイオフィルムのサークル図

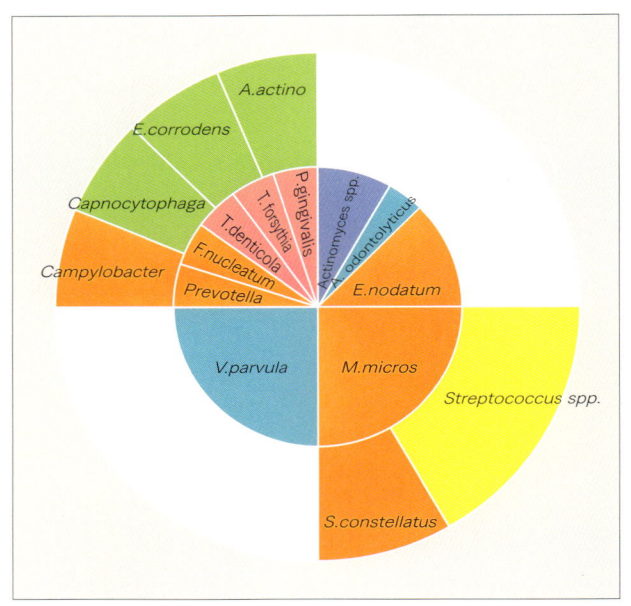

図4　図3のサークル図に図2のポケット内細菌をはめ込むと，コンプレックス内の細菌の特徴がわかる．

抗菌薬サークル図

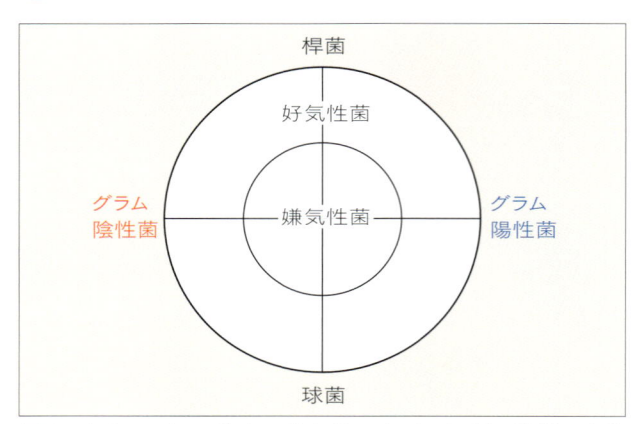

図3　左右はグラム染色の染色性，上下は細菌の形態，内外は嫌気性，好気性でレイアウトされたこのサークル図はひと目でイメージがわく優れものである（戸塚恭一（監修），浜田康次，佐藤憲一（編著）．抗菌薬サークル図データブック．東京：じほう，2008．より引用）．

⑦*Campylobacter rectus*（C.r.）

運動性のグラム陰性桿菌で，微好気性〜通性嫌気性である．*Campylobacter*といえば鶏肉などから感染して腸炎を起こす*Campylobacter jejuni*が有名だが，ポケット内で問題を起こす可能性のあるのは*C.r.*である．鞭毛をもっている運動性菌ではあるが，運動性は低いといわれている．歯周病との関連がいわれているものの，*P.g.*や*A.a.*に比べるとエビデンスは少ない．Orange complexのメンバーである．

⑧*Eikenella corrodens*（E.c.）（図 1f）

非運動性のグラム陰性通性嫌気性桿菌である．Eiken Mが1958年に分離し，培地が腐食した（corrosion）金属のように見えるためこの名が付いている．強い内毒素活性をもっていて，歯周病との関連が指摘されているがエビデンスは少ない．クリンダマイシン，テトラサイクリン，メトロニダゾールに耐性である．Green complexのメンバーである．

⑨*Capnocytophaga sputigena*（C.s.）（図 1g）

運動性のあるグラム陰性通性嫌気性桿菌である．ポケット内では*C. ochracea*や*C. gingivalis*なども見つかる．*E.c.*と同じgreen complexのメンバーであり，歯周病との関連もエビデンスは少ない．

各種抗菌薬の抗菌スペクトルのイメージ図

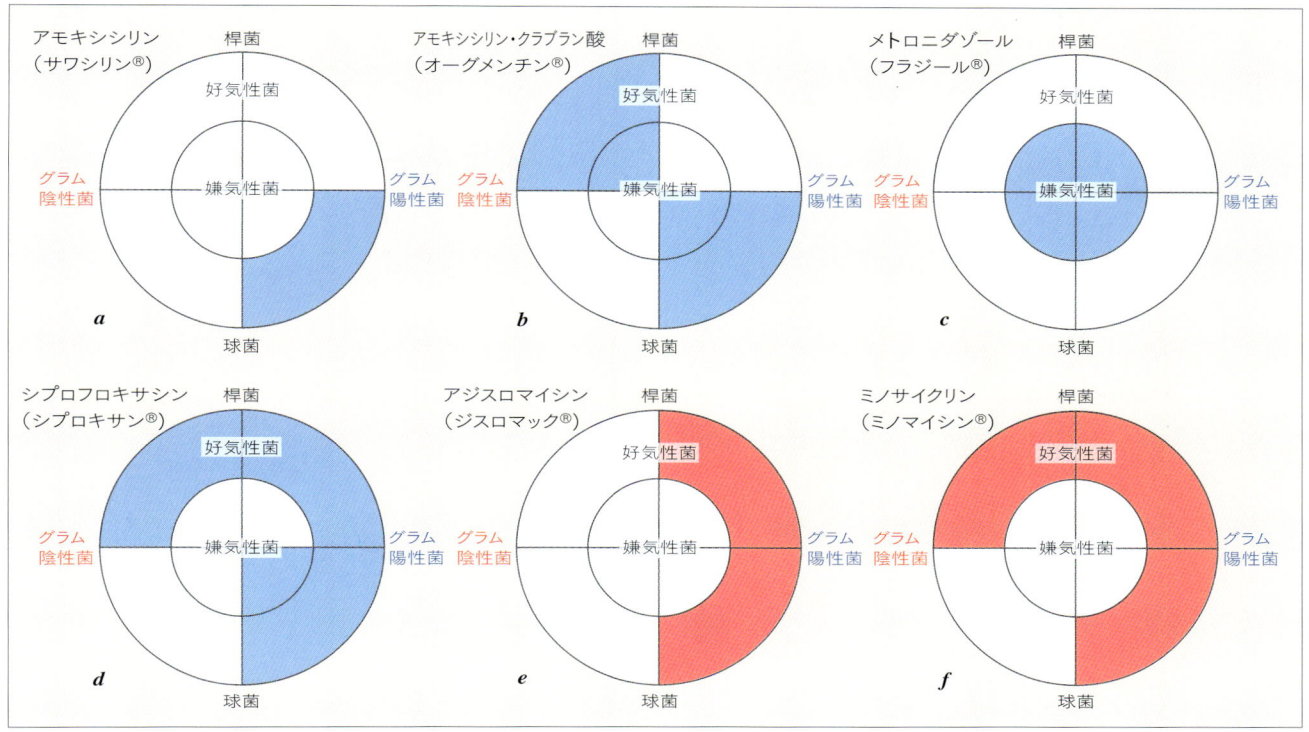

図5 有効な抗菌力が期待できる部分に色が付いている．青色は腎排泄タイプ，赤色は肝排泄タイプの抗菌薬を表している．

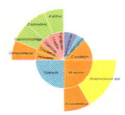

3．歯周病菌のグループ分け

　Socranskyらの作成したポケット内細菌のピラミッドは，おそらくわれわれ歯科医師にとってはクフ王のピラミッドのつぎに有名である[4]（*図2*）．これはあくまで共生関係あるいは集団の位置によってグループ分けしながらつくり上げている．このままでは抗菌薬の選択基準として使えないので，ちょっと手を加えてみよう．

　まず，前項で解説したように細菌を好気性か嫌気性かで分けてみる．この場合，抗菌薬の効果を考えると通性嫌気性は好気性に含めたほうがよい．つまり好気性と通性嫌気性をまとめて"好気性"，偏性嫌気性を"嫌気性"として扱うこととする．その分類で考えると，前項の歯周病菌のなかで好気性は *A.a.* と *E.c.*，*C.r.* そして *C.s.* であり，後は嫌気性である．またグラム染色や形態でいうと歯周病菌はすべてグラム陰性桿菌（*T.d.* のみラセン菌）だが，ピラミッド全体を見ると *Streptococcus* 属のような好気性グラム陽性球菌や *Peptostreptococcus* 属のような嫌気性グラム陽性球菌，*Actinomyces* 属のような嫌気性グラム陽性桿菌などさまざまな細菌が入り混じっている．

　そこで，ピラミッドの細菌学的な特徴を捉えるために別の図に描き換えてみよう．日本医科大学附属千葉北総病院 薬剤部医薬品情報室の浜田康次先生らの考案された抗菌薬サークル図を参考にさせていただく[17]（*図3*）．このサークル図では大きな円とそれと同心の小さな円があり，右半分にグラム陽性菌，左半分にグラム陰性菌を並べる．そして上半分に桿菌，下半分に球菌を並べる．同心円の小さいほうが

コラム de 感染症⑨　歯周病菌の戦略

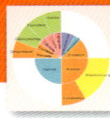

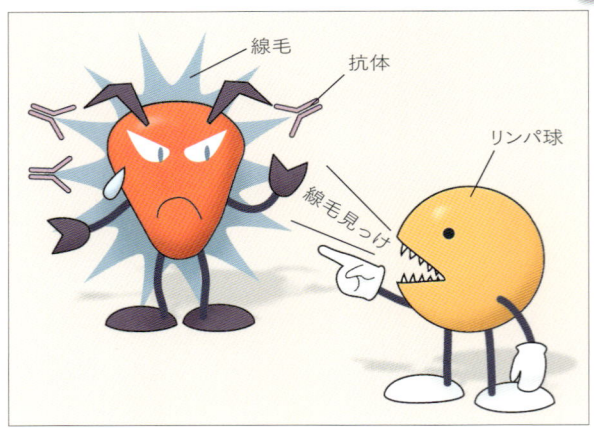

図1　線毛は異種タンパク質.
　線毛をいつも体の外に突き出していると，免疫系のパトロールに見つかって排除されてしまう.

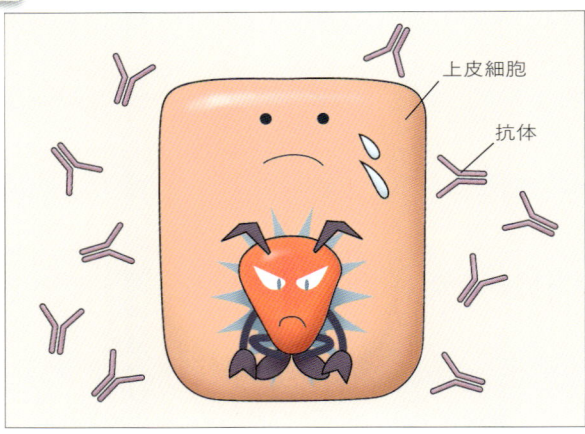

図2　上皮細胞内 P.g. 菌.
　上皮細胞の中に逃げ込んだ P.g. 菌には抗体は結合できない.

　歯周病菌はタンパク質が好物である．だからこそ唾液の20〜25倍ものタンパク質が存在するポケット内に住み着いている．炎症が強くなればなるほど歯肉溝滲出液中のタンパク濃度は上がっていくので，歯周病菌が元気になればなるほど食糧も増えるという"願ったりかなったり"状態である．ただし，歯周病菌はタンパク質そのものをパクパクと食べるわけではなさそうだ．アミノ酸まで小さくなったほうが利用しやすいのだ．ということはタンパク質を"消化"する必要がある．人間であれば消化酵素でタンパク質をアミノ酸まで分解してから体内に吸収し，それを血管という配送システムを使って体の隅々まで運んで各細胞がそのアミノ酸を利用する．歯周病菌は1つの細胞なので，そのようなシステムを利用することができない．そこで，彼ら（彼女ら？）はタンパク分解酵素を体外に分泌して，アミノ酸まで消化している．消化酵素を体の外に分泌し，外で消化してから吸収するシステムを採用したわけだ．これらのタンパク分解酵素はわれわれ宿主にとっては案外やっかいで，組織破壊の1つの原因になると考えられている．もちろん昔と違って今では宿主細胞が放出する分解酵素のほうが病因論におけるシェアが大きいと言われているが…．

　食糧としてタンパク質の好きな歯周病菌だが，歯周病菌が作り出すタンパク質にもさまざまな戦略がある．前述のタンパク分解酵素もタンパク質である．Porphyromonas gingivalis（以下，P.g. 菌）はジンジパイン（gingipain）と呼ばれるシステインプロテアーゼを体外に分泌したり，自分の体の表面に保持している．これらが歯肉の線維芽細胞や血管内皮細胞に作用すると，それらの細胞は死んでしまう．P.g. 菌の病原性の主要因子だと言われるゆえんである．

　P.g. 菌は付着装置として線毛をもっているが，これもまたタンパク質でできている．これが体の表面にあるおかげで上皮細胞や他の細菌に引っ付くことができる．ポケット内では歯肉溝滲出液が案外速いスピードで流れているので，線毛がなければ P.g. 菌はポケットから洗い流されてしまうか

もしれない．細菌にとって何かと役に立つタンパク質であるが，良いことずくめでもない．なぜならわれわれの体の免疫系にとって最大のターゲットは異種タンパク質だからだ．つまり細菌がいろいろタンパク質をこれ見よがしに？発現すると免疫系のターゲットになってしまう(図1)．たとえば，淋菌も線毛をもっているが，彼ら(彼女ら？)はヒトの体内にいるときに線毛のタイプを変えてしまう．これで免疫系が翻弄されるわけだ．淋菌はいくつかのタイプの線毛遺伝子をもっているが，プロモーターが付いている，つまり遺伝子のスイッチが付いているのは通常1つだけである．他の遺伝子はスイッチのないサイレントな状態になっている．しかし遺伝子の組み換えなどが起こることで，別のタイプの線毛遺伝子にスイッチが入るようになる．敵ながらすばらしい戦略である．1つの *P.g.* 菌は1つの線毛遺伝子しかもっていないし，スプライシングなども起こらないようなので，生涯1つの線毛を発現することになる．これは対免疫対策としては心もとない．

しかし，なんと *P.g.* 菌は想像もしない返し技を使ってくることが最近わかってきた．それはポケットの上皮細胞の中に入り込んでしまうという裏技．これだと，少なくとも抗体にやられることからは免れそうだ(図2)．「疫から免れるという免疫から免れる」ということは，免免疫(免^{2}疫)というところであろうか？もし感染された上皮細胞が抗原提示をすれば，細胞性免疫で上皮細胞ごと処理されてしまうが，それでも *P.g.* 菌にとってリスクは下がることになりそうだ．細菌が種の保存を達成するための努力には頭が下がる…，なんて言ってる場合じゃない．

嫌気性菌，大きいほうが好気性菌だ．これにしたがってピラミッド中の細菌を展開すると図4のようになる．これで好気性か嫌気性か，グラム陽性かグラム陰性か，そして球菌か桿菌かがひと目でわかる．

ピラミッドを展開してみると red complex はグラム陰性嫌気性菌で集まっているが，ナンバー2の orange complex はかなり分散している．グラム陽性菌もいれば，グラム陰性菌もいる．嫌気性菌もいれば好気性菌もいるのである．そして，このピラミッドの展開図にある細菌を根絶しようと思うと，とてつもない広域スペクトルの抗菌薬が必要になることは容易に想像できることと思う．図5は一般的に感染症医がイメージとしてもっている各抗菌薬のスペクトルの特徴である(筆者のバイアス折込み済み)．これらから推測すると red complex をターゲットとするのであれば，アモキシシリン・クラブラン酸やメトロニダゾールが候補に挙がるであろうし，orange complex をターゲットとするのであればシプロフロキサシンのようなニューキノロンも候補に挙がることになる．残念ながらアモキシシリン・クラブラン酸もメトロニダゾールも歯科適応にはなっていない．また日本で話題のアジスロマイシンはどうかというと，通常グラム陰性菌や嫌気性菌を狙うようなことはなく，グラム陽性菌や細胞内寄生菌をターゲットとして使用するため，通常は図5eにあるようなスペクトルイメージであるはずだ．これは歯周内科と一般感染症医とのイメージの乖離であり，検証すべき点である．

現時点で歯周病菌と考えられている細菌は数が限られているが，他の病原性が低いと考えられている細菌と一緒に細菌バイオフィルムという共同体を形成している．それらの細菌は住み着く場所も異なるし，抗菌薬に対する感受性もバラバラである．次章ではその感受性についてもう少し詳しく解説してみたい．

第Ⅲ部　歯周抗菌療法

コラム de 感染症⑩　抗菌薬サークル図

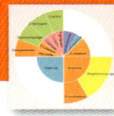

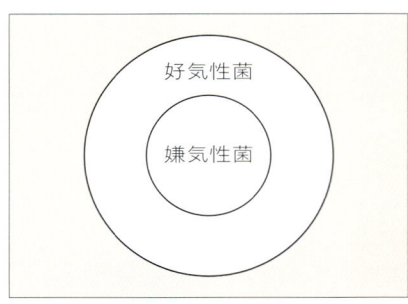

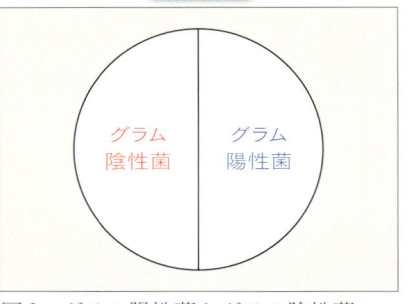

図1　嫌気性菌と好気性菌．　　*図2*　グラム陽性菌とグラム陰性菌．　　*図3*　球菌と桿菌．

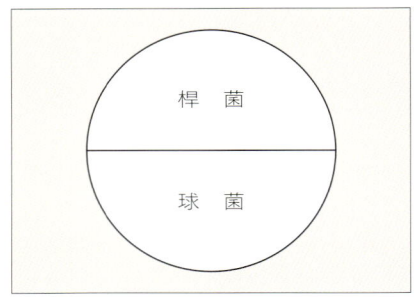

　この細菌はグラム陽性なのか陰性なのか，嫌気性なのか好気性なのか，球菌なのか桿菌なのか…．細菌学の試験直前になっても覚えられず，諦めた記憶がある．読者の中には学生さんもおられるかもしれないが，臨床医であっても細菌の基本データが頭に入っているほうがよい．かといって，学生時代に覚えられなかったことを頭の固くなった臨床医が覚えられるはずがない．私も当然その思いであった．抗菌薬サークル図にめぐり合うまでは．

　日本医科大学附属千葉北総病院薬剤部の，浜田康次先生らの作成された抗菌薬サークル図に学生時代に出会っていれば，私の細菌学の成績も少しはましだったかもしれない．ただし友人もそれで勉強するだろうから，結局あんまり変わらなかったかもしれないが…．どちらにしても，じほう社から『抗菌薬サークル図データブック』が出版されたのは2008年なので間に合わなかった．最新版は2010年に同じく，じほう社から出ている．最新版は情報量が増えた代わりに若干複雑になっている．私の頭はシンプルなものにしかついていけないので，本書で取り扱う抗菌薬サークル図は第1版のバージョンである．

　2つの同心円の内側が嫌気性菌，外側が好気性菌となっている(*図1*)．円の右側はグラム陽性菌，左側はグラム陰性菌(*図2*)，上側は桿菌，下側は球菌(*図3*)という配置である．これにより右下の好気性のグラム陽性球菌のところには皮膚の常在菌の黄色ブドウ球菌や，口腔内や咽頭の常在菌の連鎖球菌，本書でも扱った肺炎球菌，腸管の常在菌の腸球菌などが配置される．嫌気性のグラム陽性球菌のところにはペプトストレプトコッカスが入る．左下の好気性グラム陽性球菌のところには淋菌や髄膜炎菌などが入る．左上の好気性グラム陰性桿菌のところには腸内細菌が軒を連ね，大腸菌やサルモネラ，赤痢菌のような感染症を起こせば強毒なグループや，緑膿菌のような弱毒だが耐性が問題になる細菌が入る．嫌気性グラム陰性桿菌はバクテロイデスの独壇場である．右上の好気性グラム陽性桿菌のところには便宜上マイコプラズマやレジオネラ，クラミジア，結核菌などを集めている．嫌気性グラム陽性桿菌のところにはクロストリジウムとアクネ菌が入る(*図4*)．

　このように各種の細菌をサークル図にはめ込むことにより，全体像が視覚的に把握できる．これだと頭の固い私でもイメージで捉えられる．そこに各種抗菌薬のスペクトルを描いていく．ペニシリンのように腎臓排泄系の抗菌薬は青(*図5*)，ア

第1章 歯周病菌のバイオロジー

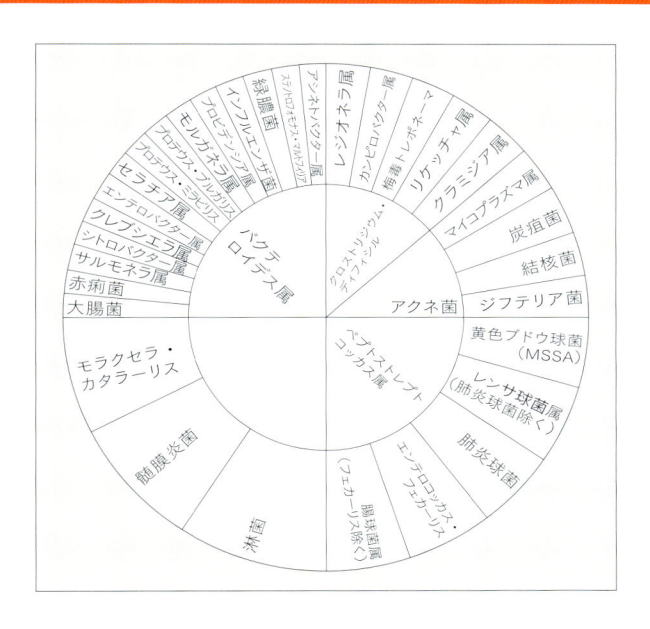

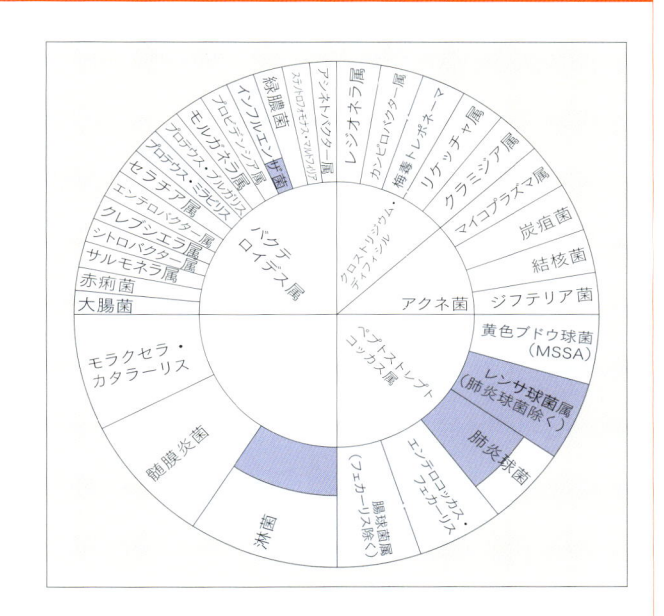

図4 *図5*
   図6

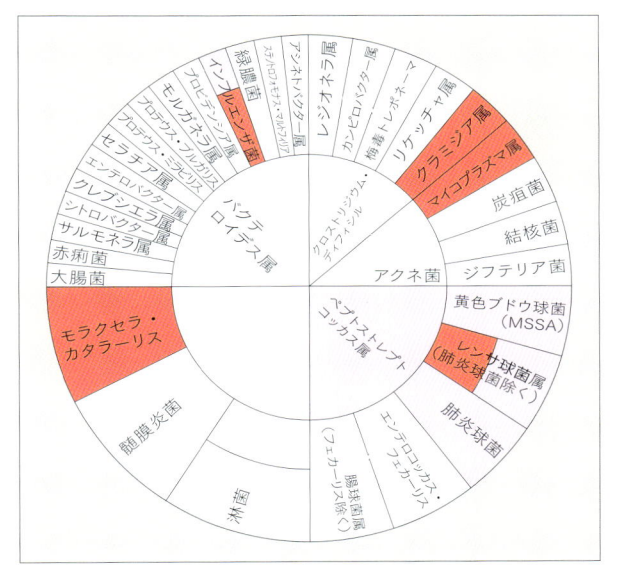

図4 各種細菌の配置（戸塚恭一（監修），浜田康次，佐藤憲一（編著）．抗菌薬サークル図 データブック．東京：じほう，2008.[17]より引用．図5, 6は改変）．
図5 腎臓排泄系抗菌薬（アモキシシリン）．
図6 肝臓排泄系抗菌薬（アジスロマイシン）．

ジスロマイシンのように肝臓排泄系の抗菌薬は赤で表示する（*図6*）．MICが小さいほど色が濃く，良く効くというイメージである．抗菌薬のスペクトルも視覚的にイメージできるので，細菌学と薬理学の両方のデータを一気に頭に入れることができる．各抗菌薬の特徴なども一目瞭然で，同じ系統の抗菌薬でも世代によってどのように異なるかもわかる．本書でもポケット内の細菌バイオフィルム構成細菌を眺めたり，歯周病菌を眺めるときに大いに役立った．改めて感謝である．

87

参考文献

1. Lawrence JR, Korber DR, Hoyle BD, Costerton JW, Caldwell DE. Optimal sectioning of microbial biofilms. J Bacteriol 1991；173：6558-6567.
2. Wood SR, Kirkham J, Marsh PD, Shore RC, Nattress B, Robinson C. Architecture of intact natural human plaque biofilms studied by confocal laser scanning microscopy. J Dent Res 2000；79：21-27.
3. Socransky SS, Haffajee AD, Cugini MA, Smith C, Kent RL Jr. Microbial complexes in subgingival plaque. J Clin Periodontol 1998；25：134-144.
4. Socransky SS, Haffajee AD. Dental biofilms：different therapeutic targets. Periodontol 2000 2002；28：12-55.
5. Haffajee AD, Socransky SS. Microbial etiological agents of destructive periodontal diseases. Periodontol 2000 1994；5：78-111.
6. Amano A, Kuboniwa M, Nakagawa I, Akiyama S, Morisaki I, Hamada S. Prevalence of specific genotypes of Porphyromonas gingivalis fimA and periodontal health status. J Dent Res 2000；79：1664-1668.
7. Amano A, Furuta N, Tsuda K. Host membrane trafficking for conveyance of intracellular oral pathogens. Periodontol 2000 2010；52：84-93.
8. Holt SC, Kesavalu L, Walker S, Genco CA. Virulence factors of Porphyromonas gingivalis. Periodontol 2000 1999；20：168-238.
9. Saarela M, Asikainen S, Alaluusua S, Pyhälä L, Lai CH, Jousimies-Somer H. Frequency and stability of mono- or poly-infection by Actinobacillus actinomycetemcomitans serotype a, b, c, d or e. Oral Microbiol Immunol 1992；7：277-279.
10. Olsen I Shah HN, Gharbia SE. Taxonomy and biochemical chracteristics of Actinobacillus actinomycetemcomitans and Porphyromonas gingivalis. Periodontol 2000 1999；20：14-52.
11. Fives-Taylor PM, Meyer DH, Mintz KP, Brissette C. Virulence factors of Actinobacillus actinomycetemcomitans. Periodontol 2000 1999；20：136-167.
12. Tanner AC, Haffer C, Bratthall GT, Visconti RA, Socransky SS. A study of the bacteria associated with advancing periodontitis in man. J Clin Periodontol 1979；6：278-307.
13. Tanner AC, Izard J. Tanneralla forsythia, a periodontal pathogen entering the genomic era. Periodontol 2000 2006；42：88-113.
14. Sharma A. Virulence mechanisms of Tannerella forsythia. Periodontol 2000 2010；54：106-116.
15. Ishihara K. Virulence factors of Treponema denticola. Periodontol 2000 2010；54：117-135.
16. Bradshaw DJ, Marsh PD, Watson GK, Allison C. Role of Fusobacterium nucleatum and coaggregation in anaerobe survival in planktonic and biofilm oral microbial communities during aeration. Infect Immun 1998；66：4729-4732.
17. 戸塚恭一（監修），浜田康次，佐藤憲一（編著）．抗菌薬サークル図データブック．東京：じほう，2008．

第Ⅲ部
第2章
歯周病菌の抗菌薬感受性

はじめに

歯肉縁下細菌バイオフィルムのピラミッドを根絶することを考えず，とくに病原性の強いと考えられている歯周病原細菌に的を絞ってその感受性を考えてみたい．多少なりとも現実的なアプローチが見えてくるかもしれない．

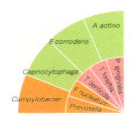

1．どうして的を絞るのか？

そもそも歯肉溝内には常在菌が住み着いている．その多くはピラミッドでいうと一番下に位置するグループの細菌群で Streptococcus 属や Actinomyces 属などの early colonizer と呼ばれる菌種である．炎症をともなう深いポケットになると，ピラミッドのてっぺんまでの豪華な顔ぶれになるようだが，てっぺんに居座る red complex は外因性感染として外からやってきたのか，もともと少数派として存在していたのが勢力を増した内因性感染なのか，あるいは他の感染に引き続いて起こるスーパーインフェクションなのかは結論がでていない[1]（第Ⅰ部第2章参照）．しかしながら，red complex などは健康歯肉溝の常在菌として存在することは少ないという事実からすると，そのような細菌をターゲットにしてポケット内のアクティビティを下げることで，健康な常在細菌叢を取り戻そうとするのは妥当なアプローチである．これは感染症医が中耳炎や副鼻腔炎でとるのと同じ戦略である．

ただし，中耳炎や副鼻腔炎などの起因菌リストに挙がる細菌は，肺炎球菌や連鎖球菌のような好気性グラム陽性球菌とインフルエンザ菌のような好気性グラム陰性桿菌であるが，少なくとも欧米では Hib ワクチンによってインフルエンザ菌に関しては考慮しなくてよくなってきている．つまり好気性グラム陽性球菌を主に抑制（排除ではない！）すればよいことになるので，結局ペニシリンを中心とした狭域スペクトラムの抗菌薬を使用するだけで十分である（図1）．あとは宿主の免疫能で元の常在菌叢を自然に取り戻してくれるのを待つことになる．

それに対して，歯周病菌のなかでも red complex といわれる菌群は嫌気性グラム陰性桿菌であり，No.2の病原性といわれる orange complex は多岐にわたり，群れをつくりにくい Aggregatibacter actinomycetemcomitans（A.a.）の serotype b は好気性（正確には通性嫌気性）グラム陰性桿菌である[2]（図2）．これではターゲットを少し広げるだけで，カバーすべきスペクトラムはどんどん拡がってしまう．そこで前章で解説した歯周病菌だけに的を絞ることで常在菌叢を取り戻す戦略をとることとしよう．

アモキシシリンの抗菌スペクトラムサークル図

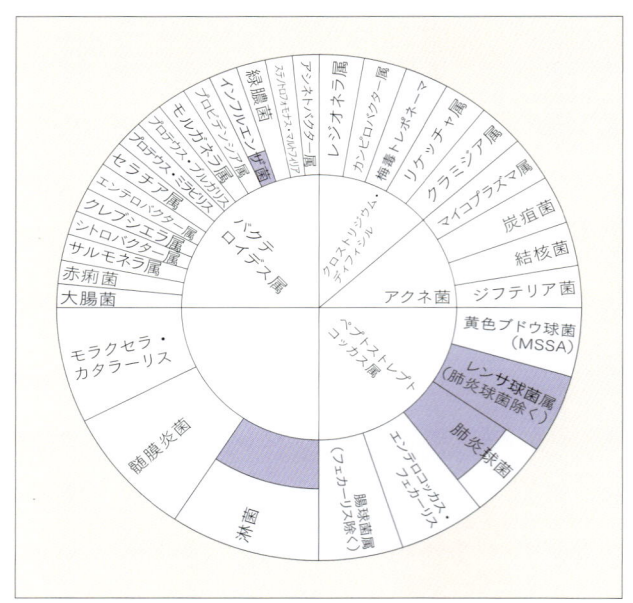

図1 主に好気性グラム陽性菌を守備範囲にしている．中耳炎や副鼻腔炎ではインフルエンザ菌という好気性グラム陰性桿菌も起因菌だが，Hibワクチンの摂取率の高い国では考慮する必要はない（戸塚恭一（監修），浜田康次，佐藤憲一（編著）．抗菌薬サークル図データブック．東京：じほう，2008．を引用改変）．

ポケット内細菌のサークル図（ピラミッドの展開図）

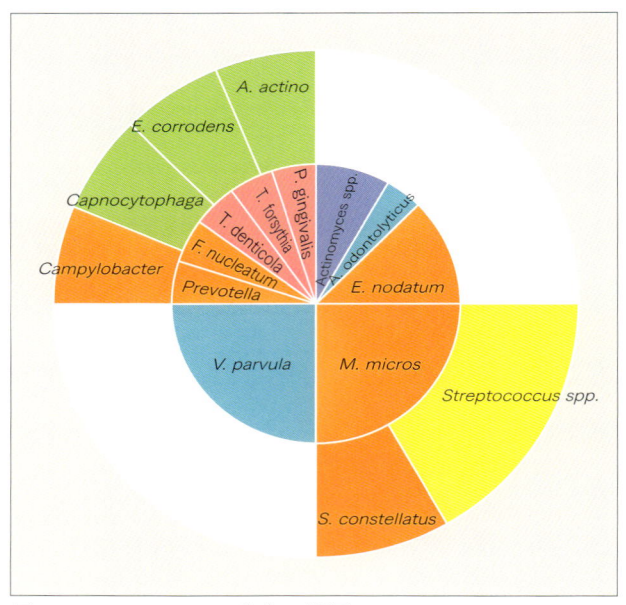

図2 Red complexの分布は限局しているが，orange complexになると分散しており，これらをすべてカバーする抗菌薬のスペクトラムは，かなり広いものを考えなければならない．

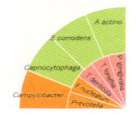

2．プランクトニックとバイオフィルム

ポケット内細菌の最大の特徴は多種類の細菌がバイオフィルム（biofilm）という共同体を形成していることである[3]．それにより宿主の感染防御からすり抜けたり，抗菌薬の攻撃被害を最小限に抑えている．細菌が一人暮らしで唾液や歯肉溝滲出液中で浮かんでいるような状況をプランクトニック（planktonic）というが，この状態に置かれた細菌とバイオフィルムを形成した細菌では，たとえ同じ抗菌薬を作用させてもまったく効果が異なる[4]．組み合わせによってデータはまちまちであるが，極端な場合，1,000倍以上バイオフィルム形成細菌のほうが抗菌薬に抵抗を示すことがわかっている（表1）．

現時点ではこのバイオフィルムを形成した細菌に対して有効に予知性をもって作用できる臨床的薬剤はなく，歯周病においても細菌バイオフィルムを相手にするのは諦めたほうがよい．そこでプランクトニック細菌をターゲットにした戦略を練ることとしよう．ということは，抗菌療法では"事前にデブライドメントによって可及的にバイオフィルムを破壊しておかなければならない"ということになる．これは米国歯周病学会[5]でも，ヨーロピアンワークショップ[6]でも認められていることであり，歯周病における抗菌療法は単独，つまりモノセラピー（monotherapy）としての効果は期待薄である．そこで，これから述べる抗菌療法は，事前のデブライドメントが前提であることに留意していただきたい．

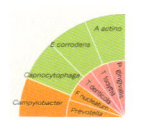

3．歯周病菌に対する抗菌薬のPDは？

前章で説明したピラミッドの展開図のなかで，歯周病菌というレッテルを貼られている細菌群はグラ

表1 プランクトニック細菌とバイオフィルム形成細菌.

細　菌	抗菌剤	プランクトニック細菌 MIC or MBC（μg/ml）	バイオフィルム 細菌	比率（倍）	文　献
S. aureus	Vancomycin	2（MBC）	20	10	113
P. aeruginosa	Imipenem	1（MIC）	1,204以上	1,024以上	114
E. coli	Ampicillin	2（MIC）	512	256	114
P. pseudomallei	Ceftazidime	8（MBC）	800	100	111
S. sanguis	Doxycycline	0.063（MIC）	3.15	50	112

（文献4より改変して引用）

歯周病菌にターゲットを絞ったサークル図

ム陰性桿菌に集まっている．つまりサークル図のなかの左上に集中していることになる．そこでこれからはこの部分だけを注目して，バウムクーヘンの1/4だけを相手に議論してみたい（図3）．

　読者の方はびっくりされるかもしれないが，歯周病菌の各抗菌薬に対するMIC（minimum inhibitory concentration．最小発育阻止濃度）のデータはほとんど存在しない．もちろん同じPorphyromonas gingivalis（P.g.）でも菌株によって感受性が異なるので，MICデータは変わってしまう．実験室で使うような確立された菌株と臨床で採取してきた菌株では感受性が異なって当然である．でも，そんなことを理由にMICデータをださないのは単なる怠慢である．同じ理由で髄膜炎や心内膜炎の起因菌のMICデータをだしていなければ，患者さんは助からないのである．まずはスタンダードなデータをだして，それぞれ地域ごと，あるいは病院ごとでMICや耐性率をだして，臨床で使えるように補正するのが筋というものだ．となると，歯周抗菌療法を推進されている先生がたは少なくともスタンダードなMICデータをまずきっちりと公表し，それに基づいてきれいにデザインされた研究結果をできれば地域ごとの臨床株の耐性率とともに公表する責務があるだろう．ここで筆者が嘆いてもしかたがないので，数少ないデータを基に解説を続ける．

　表2は2009年に発表されたレビュー論文からのデータである[7]．このなかでorange complexとして扱われているのはPrevotella intermedia（P.i.）とFusobacterium nucleatum（F.n.）であるため，Campy-

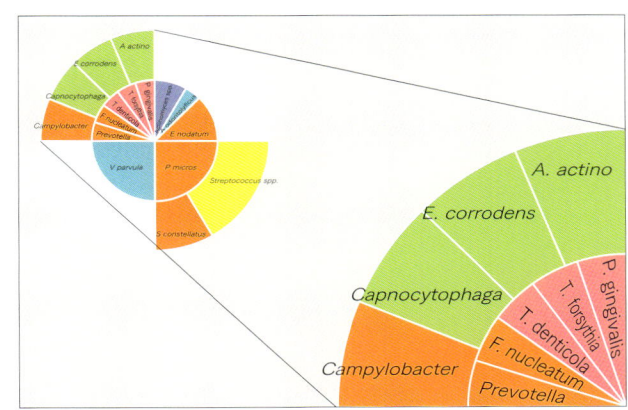

図3　前章で解説した歯周病菌は好気性あるいは嫌気性のグラム陰性桿菌なので，サークル図の左上1/4に集中している．

lobacter rectus（C.r.）やCapnocytophaga sputigena（C.s.）は含まれていない．原著では推奨される抗菌薬の選択に関する概略的な図ではあるが，これを無理やりサークル図に当てはめていくと図4のようになる．C.r.とC.s.は空白にした．色が付いているところは抗菌薬がうまく効くだろうと思われる細菌である．またオリジナルの抗菌薬サークル図にならい，ブルーは腎臓経由で排泄され，ピンクは肝臓経由で排泄される抗菌薬と考えていただきたい．さて，前章で示した各抗菌薬のスペクトラム概略図と比べると，シプロフロキサシンやメトロニダゾールなどはスペクトラムは似ているが，ドキシサイクリン，ミノサイクリン，アジスロマイシンなどはちょっと様相が違う．しかもアモキシシリンとメトロニダゾールの併用療法を推奨するような誘導性を多少感じる

第Ⅲ部　歯周抗菌療法

表2　歯周病菌に対する各種抗菌薬の効果.

	Aa	Red complex	Orange complex	Ec
Amoxicillin	Yes	No	No	No
Clindamycin	No	Yes	Yes	No
Doxycycline	Yes	Yes	Yes	No
Minocycline	Yes	Yes	Yes	No
Azithromycin	Yes	No	No	Yes
Ciprofloxacin	Yes	No	No	Yes
Metronidazole	No	Yes	Yes	No
Amoxicillin + Metronidazole	Yes	Yes	Yes	Yes

（文献7より引用）

表3　各種抗菌薬のGCF中濃度.

Amoxicillin	3～4
Metronidazole	8～10
Tetracycline	5～12
Clindamycin	1～2
Ciprofloxacin	1.4～3.7
Erythromycin	0.4
Azithromycin	2.92

（文献7より引用）

*表3補足：時間軸に沿った変化はわからないし，日本人のデータでもないので，どれくらいわれわれの臨床に取り入れられるのかは不明である．また，データによっては抗菌薬の投与量が日本と比べてかなり多い可能性もある．

抗菌薬別のサークル図

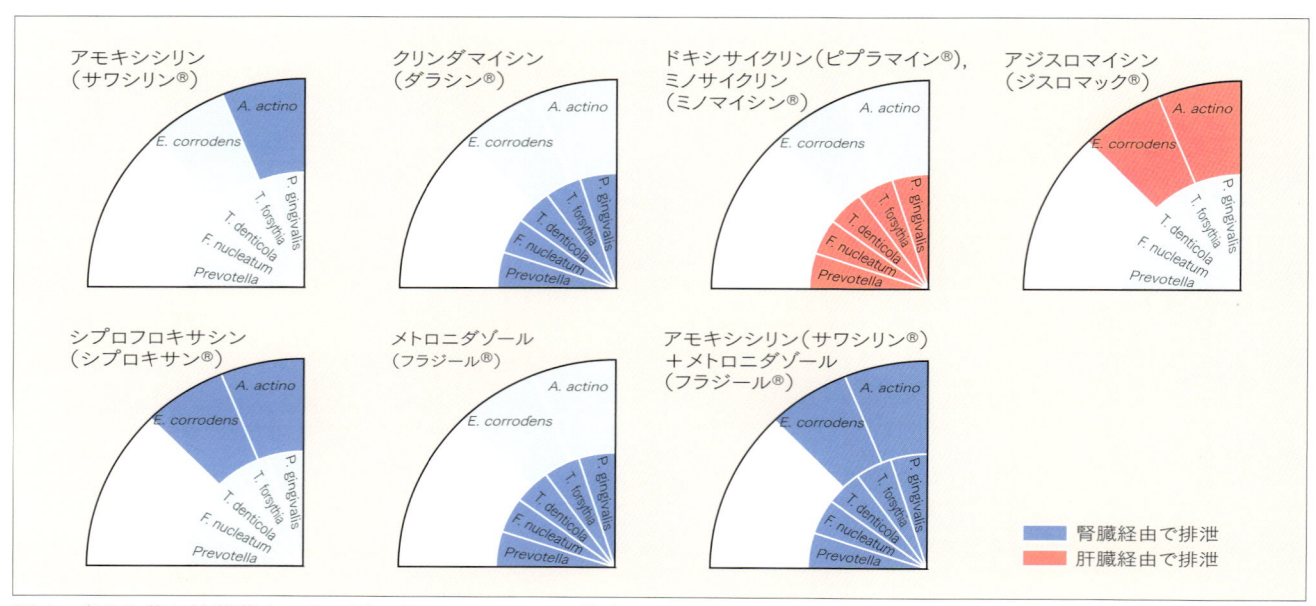

図4　表2を基に抗菌薬サークル図に当てはめている．前章の図5と異なるスペクトラムが見受けられる．この図にはPKの概念も配慮されているためと考えられる．

結果である．そこでいったんフロリダ大学のデータは置いておいて，日本のデータを見てみよう．

図5は2つの日本のデータをかなり強引にまとめたものである[8,9]．*Treponema denticola*（*T.d.*）はどちらの研究でも調べられていないため空白にしてある．MICが1 μg/mlを超えるか超えないかで感受性の強さを表すため色の濃淡で示した．*A.a.*に対して優れた抗菌力をもつ抗菌薬はないというのが通説であるが，シプロフロキサシンなどは非常に低いMICになっている．それに対してアジスロマイシンは菌株によってかなりばらつきがある．逆に，*P.g.*に関してはシプロフロキサシンは菌株によるばらつきがあるが，アジスロマイシンは安定して低いMICである．どちらにしても前述のフロリダ大学のデータとはかなり結果に相違がある．どうしてだろう？

実はフロリダ大学のデータはMICデータではなく，推奨される抗菌薬のデータであった．つまり日本のMICデータではPKの概念が抜け落ちている

日本のデータに基づく抗菌薬サークル図

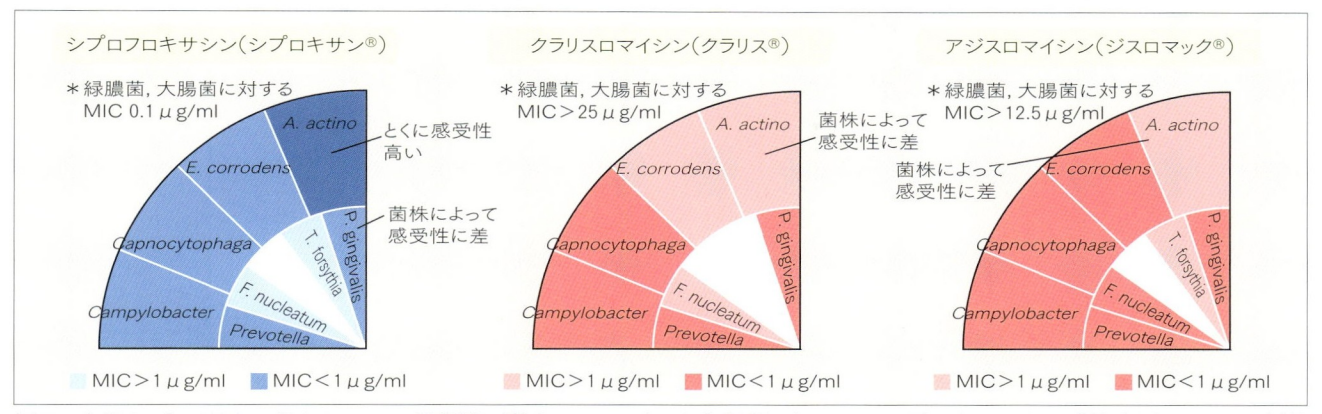

図5 文献8，9の両方で扱われている抗菌薬に関するMICデータを無理やりサークル図にまとめた．感染症医のイメージ（前章図5）とも，本章図4とも異なる．

のである．日本のMICデータでは細菌に直接抗菌薬を作用させて，どれくらい効くかを見ているのに対して，フロリダ大学のデータは抗菌薬を内服したときにポケット内のそれらの細菌に効くかどうかを見ているわけである．では歯周抗菌療法におけるPK概念はどのようなものかを見てみよう．

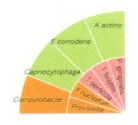

4．歯周病菌に対する抗菌薬のPKは？

内服した抗菌薬は血流で運ばれて歯肉溝滲出液（gingival crevicular fluid：GCF）とともにポケット内に湧き出てくる．そこでポケット内の細菌をターゲットとする歯周抗菌療法では，GCF中の抗菌薬濃度がPKを考えるうえで重要になる．なぜならたとえ感受性のある細菌であっても，GCF中にわずかしか滲出してこないのであれば，十分なポケット内濃度が上がらず，細菌をやっつけることができないからである．では各抗菌薬は内服後どれくらいGCF中に出てくるのだろうか？

表3は前述と同じフロリダ大学のレビュー論文からの引用である[7]．メトロニダゾールは炎症の有無に関係なくどこの組織にも移行性の優れたPKの優良児であるが，GCF中にも非常に高濃度で滲出している．またテトラサイクリンは血中濃度よりもポ

ケット内が高くなることが知られ，データにばらつきはあるものの，これも優良児である．エリスロマイシンやクリンダマイシンは十分なGCF濃度を得にくいので，MIC値の小さい感受性菌にしか効かないだろう．そのほかの抗菌薬はその中間程度の濃度である．

さて，ここでアモキシシリンとシプロフロキサシンを例にとって考えてみよう．第II部第1章でも触れたようにアモキシシリンは時間依存性の抗菌薬である．つまりどれだけたくさんの時間，抗菌薬が細菌に作用しているかということが重要である（%Time＞MIC）．MICを超えている時間がどれだけ長いかがポイントで，そのためには投与量よりも投与回数を増やす必要がある．しかもグラム陽性菌にはpost-antibiotic effect：PAEが期待できるので%Time＞MICが40～50％で最大殺菌作用を発揮するが，グラム陰性菌になるとPAEが期待できないため，最大殺菌作用を期待するには70％以上必要といわれている（増殖抑制作用であれば30～40％）．表3はGCF中の最大量であり，刻々と濃度は変化する．アモキシシリンがポケット内で内服後GCF中でどのような濃度変化を起こすのかというデータに筆者はまだ出会っていない．そのデータと各歯周病菌のMICデータがあれば，投与量や投与回数がシミュ

第Ⅲ部　歯周抗菌療法

歯周抗菌療法に必要なデータ

6a GCF中の抗菌薬の濃度曲線.
6b 歯周病菌のMIC.
6c コンビネーション.

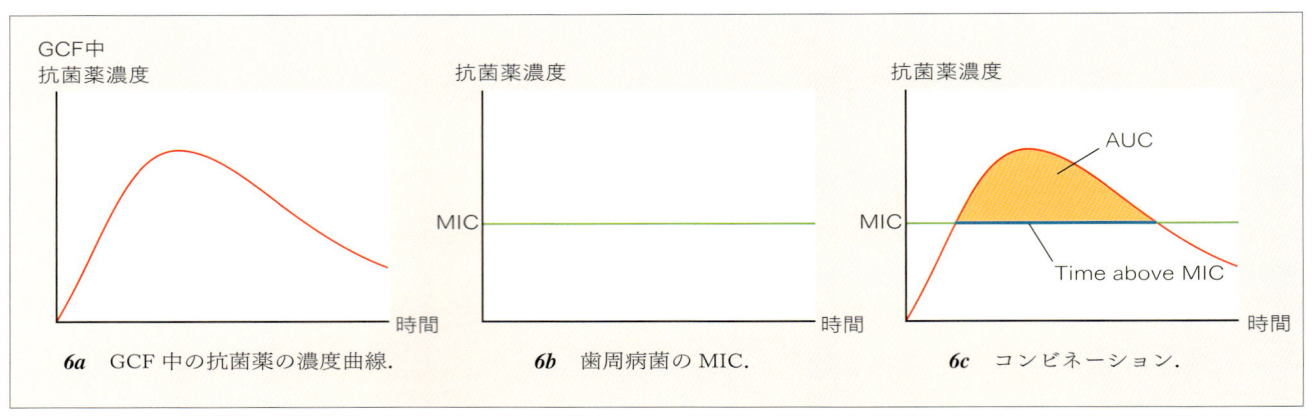

図6a GCF中の抗菌薬の濃度曲線．時間とともに抗菌薬がどういう濃度でGCF中に滲出してくるかを見る．投薬量や体重の影響もあるだろうし，炎症の強さやポケットの深さなどによっても変化するはずである．
図6b 歯周病菌のMIC．本来はその患者さんのもっている菌のMICがわかればいいが，現実問題として困難と考える．少なくとも実験室にある確立された菌株だけでなく，地域ごとの臨床株のMICがわかっていることが望ましい．
図6c コンビネーション．濃度曲線が低くてもMICが低ければ効果があるかもしれないし，濃度曲線が高くてもMICが高ければ効果がないかもしれない．そのため図6aと図6bのコンビネーションが必要となる．またこれにより時間依存性抗菌薬におけるtime above MIC（青線）や濃度依存性抗菌薬のAUC（黄の領域）が把握でき，抗菌薬の投与量や投与回数を考えることができる．

AZM服用後の歯肉内濃度変化

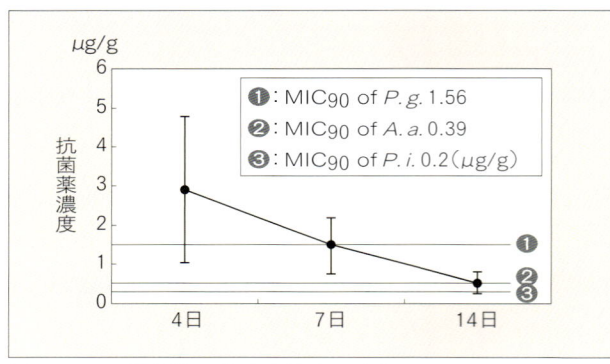

❶: MIC90 of *P. g.* 1.56
❷: MIC90 of *A. a.* 0.39
❸: MIC90 of *P. i.* 0.2 (μg/g)

図7 AZM服用後の歯肉内濃度の変化（文献10より引用）．

レーションできるであろう（図6）．

シプロフロキサシンは濃度依存性の抗菌薬である．つまり細菌に対して高濃度を作用させればさせるだけ効果が上がる．総投与量（area under the curve：AUC）が大きく，MICが小さいほうが効果が高いことからAUC/MICが，最高濃度Cmaxが高いほうが効果が高いことからCmax/MICなどが指標として使われる．そのためキノロンは同じ投与量であれば，回数よりも1回投与量を多くするほうが効果があると考えられている．残念ながらシプロフロキサシンの内服後のポケット内濃度の変化もデータも筆者はもち合わせていない．

ないない尽くしでは話にならないので，注目されているアジスロマイシンのデータを見てみよう．これは鶴見大学の五味一博先生らが2007年に発表されている[10]（図7）．アジスロマイシンのようなマクロライド系は基本的にはペニシリンと同じように時間依存性であるが，他の抗菌薬と違って，種類によって相関するパラメータが異なる．エリスロマイシンはペニシリンと同じように％ Time＞MICであるが，アジスロマイシンはAUC/MICが指標となる．アジスロマイシンは半減期が60時間と長いため高い組織内濃度が長時間維持できるからであろう．図7によると服薬7日後でも1 μg/g以上の歯肉内濃度（ポケット内ではない）を保っており，これはコンプライアンスの向上と合わせてアジスロマイシンの優位な点である．実験結果では*P.g.*に対する効果は1週間くらいで切れて，*A.a.*や*P.i.*に対する効果は2週間

表4 各種歯周病菌(臨床株)の抗菌薬感受性.

Organisms(number of tested strains)	MIC$_{50}$/MIC$_{90}$ (μg/ml) AZM
Fusobacterium nucleatum/necrophorum(153)	2 /16
Peptostreptococcus micros(100)	1 / 2
Porphyromonas gingivalis/endodontalis(48)	0.5/ 8
Prevotella buccae(85)	2 /16
P. denticola(36)	1 /32
P. intermedia/nigrescens(132)	0.25/ 4
P. loescheii(45)	2 /16
P. melaninogenica(88)	1 /16
P. oralis/oris(87)	1 />64
Unidentified *Prevotella* spp.(26)	2 />64

(文献11より改変して引用)

くらいで切れている．PK 的には合格点ではないだろうか？　しかし，しかしである．話を蒸し返すようで申し訳ないが，このグラフ中の MIC$_{90}$ データもそのままわれわれの臨床に使えるとは限らない．たとえば図7の MIC データは確立された株を用いたものであり，臨床的に患者さんから採取してきたものではない．つまり研究室で純粋培養されていて日ごろから抗菌薬の選択圧がかかっていない菌株を用いているわけである．実際，2007年に金沢大学の栗山智有先生らが発表したデータ[11]によると(表4)，口腔内から採取した臨床株を用いて MIC を調べると *P.g.* の MIC$_{90}$ は 8 μg/ml とかなり大きい値となっている．これは GCF 中のアジスロマイシンの最高濃度をはるかに超えているのである．だからこそスタンダードな菌株のデータと，地域ごとの臨床株のデータ(できれば患者さん個人のデータ)が必要なのである．

歯周抗菌療法をするうえで各歯周病菌に対する MIC データが不足しており，なおかつ GCF 中の最高濃度や濃度の経時的変化もデータが不足している．つまり PK/PD データがない状態で抗菌薬投与が行われているのが現状である．別の言い方をすれば，抗菌薬を内服した後にどれくらいその抗菌薬がポケット内にやってくるのかわからず，歯周病菌をどれくらいの濃度でやっつけることができるのかもわからないのである．この状況に危機感を感じるのは筆者だけではないだろう．

参考文献

1. van Winkelhoff AJ, Rams TE, Slots J. Systemic antibiotic therapy in periodontics. Periodontol 2000 1996 ; 10 : 45 - 78.
2. Socransky SS, Haffajee AD. Dental biofilms : difficult therapeutic targets. Periodontol 2000 2002 ; 28 : 12 - 55.
3. Marsh PD, Moter A, Devine DA. Dental plaque biofilms : communities, conflict and control. Periodontol 2000 2011 ; 55 : 16 - 35.
4. Donlan RM, Costerton JW Biofilms : survival mechanisms of clinically relevant microorganisms. Clin Microbiol Rev 2002 ; 15 : 167 - 193.
5. American Academy of Periodontology. Systemic antibiotics in periodontics. J Periodontol 1996 ; 67 : 831 - 838.
6. Herrera D, Alonso B, León R, Roldán S, Sanz M. Antimicrobial therapy in periodontitis : the use of systemic antimicrobials against the subgingival biofilm. J Clin Periodontol 2008 ; 35(8 Suppl) : 45 - 66.
7. Shaddox LM, Walker C. Microbial testing in periodontics : value, limitations and future directions. Periodontol 2000 2009 ; 50 : 25 - 38.
8. 江口徹，清水康光，古畑勝則，福山正文．口腔内細菌に対するニューキノロン系およびマクロライド系抗菌剤の効果．感染症誌 2002 ; 76 : 939 - 945.
9. 前田亮，石原和幸，穂坂康朗，中川種昭．歯周病関連細菌に対する各種抗菌剤の抗菌力について．日歯周誌 2005 ; 47 : 146 - 152.
10. Gomi K Yashima A, Iino F, Kanazashi M, Nagano T, Shibukawa N, Ohshima T, Maeda N, Arai T. Drug concentration in inflamed periodontal tissues after systemically administered azithromycin. J Periodontol 2007 ; 78 : 918 - 923.
11. Kuriyama T Williams DW, Yanagisawa M, Iwahara K, Shimizu C, Nakagawa K, Yamamoto E, Karasawa T. Antimicrobial susceptibility of 800 anaerobic isolates from patients with dentoalveolar infection to 13 oral antibiotics. Oral Microbiol Immunol 2007 ; 22 : 285 - 288.

コラム de 感染症⑪　MIC のピットフォール

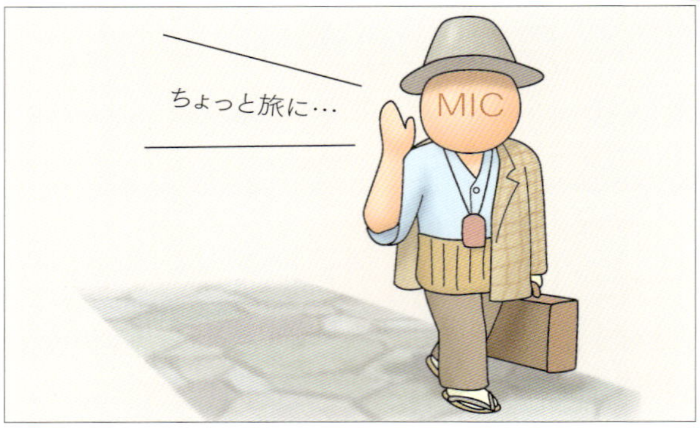

図1 MIC はつらいよ．
MIC データは一人旅をすることがあるのでご用心．

MIC（最小発育阻止濃度，minimum inhibitory concentration）は放浪癖があって，ときに一人歩きをする（図1）．「MIC が小さい抗菌薬が良い薬で，そうでない抗菌薬は役に立たない薬だ」という単純な理解しかなければ，すでに放浪している．

MIC はそもそも一定の細菌数（たとえば10^5/ml）に抗菌薬を徐々に薄めながら有効なギリギリの濃度を探した結果のデータである．内服したわけでも点滴したわけでもなく，細菌に抗菌薬を振りかけただけというところが"ミソ"である．つまり PD の一部を調べているだけで，PK に関してはスルーしているわけだ．たとえば P.g. 菌に抗菌薬を振りかけたときの MIC データがとても小さくても，実際その抗菌薬を内服したときポケット内でその濃度以上にならなければ P.g. 菌には効かない．また実験で使用する P.g. 菌がどのような経路で入手されたのかという情報もスルーされることが多い．電話1本で取り寄せられる確立された株の P.g. 菌なのか，それとも患者さんのポケットの中から分離してきた臨床株の P.g. 菌なのかによって性格が異なることは容易に理解できるだろう．研究室で純粋培養された P.g. 菌と，日々抗菌薬と戦いながら生き延びてきている P.g. 菌では MIC が異なるのは当然である．臨床株になると，カリフォルニアで採取されたものと大阪で採取されたもので MIC がまた異なってもふしぎでない．

実験するときの細菌数ももう1つの"ミソ"である．10^5個/ml の細菌を相手に調べた MIC データを入手しても，ポケット内に10^6個/ml 細菌がいれば単純計算でも10倍の濃度の抗菌薬が必要になる．実際はバイオフィルム破壊をして機械的に細菌数を減らしているだろうから，この心配は無用かもしれないが，monotherapy（SRP をせず抗菌薬だけ使う方法）をされる先生はご留意いただきたい．お勧めはしないが…．

MIC はあくまで細菌と抗菌薬の関係の1つの側面を数値化しただけのものである．これだけを抗菌薬選択の唯一の根拠にすることは無謀といわざるをえない．ただし，歯周抗菌療法では根拠となるデータが限られているところがストレスフルである．MIC データも実は限られている．一人歩きしてピットフォールに落ち込まないようご注意を！

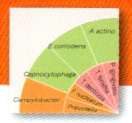

コラム de 感染症⑫　歯周抗菌療法の適応症を探る

　実際，歯周抗菌療法をやろうと思えば，どんな状況が適応症になるのかを考えておかなければならない．さまざまな意見があるだろうが，批判の集まりにくい"落としどころ"としては，つぎのような状況ではないだろうか？

　「全顎的に，反応の悪い深いポケットが残っているとき」

　どうして"全顎的"なのかというと，"局所的"であれば歯周外科やLDDSで対処できる可能性があるし，抗菌薬は全顎的に届くので問題のない健康歯肉溝にまで届いて常在菌に影響することを避けたいのであろう．実際は全顎的ではなく，"全身的"に届くのだが….

　どうして"反応の悪い"なのかというと，抗菌療法が歯周治療の第一選択ではないからだ．「SRPをがんばって手を尽くしたけれど，うまく反応してくれなかったから抗菌薬を使います．」というメッセージが込められている．実際には非外科療法をしたものの改善しなかった場合や，歯周外科療法をしたものの再発を認めた場合などが含まれるのであろう．

　たとえば時間をかけてしっかりSRPをしたのに全顎的に問題が残っているとしよう．患者さんのプラークコントロールに問題がなく，免疫能にも支障がないとすれば，SRPのスキルに問題があったか，スキルの限界を超えた状況だったと考えるだろう．どちらにしてもSRPのスキルUPは課題になるとして，つぎなる手段としてどれくらい歯周抗菌療法が正当化されるだろう．

　無麻酔下でSRPをしたが，患者さんが麻酔下での再SRPや歯周外科を拒否されるような場合は正当化されるかもしれない．ただしこれは妥協的な治療のひとつのオプションであって，永続性には疑問符がつく．

　そもそも熟練したスキルの高い歯科衛生士が行ったSRPで"全顎的"に問題が残るというのは，患者さんサイドに問題があるか，手の施しようのないような進行した状況としか考えられない．急性の症状を抑えるために一次的に薬を使うのは"あり"かもしれないが，永続性を求めての歯周抗菌療法は問題を長期化させるだけだろう．むしろ患者さんに"覚悟"をもってもらうほうがいいのではないだろうか．それは抜歯を含む口腔内の大改造に取り掛かる覚悟であったり，悪い状態に妥協的に付き合ってケアしていく覚悟であったりする．どちらにしても患者さんが薬に頼るようになってしまうと，けっして良い結果は待っていない．そしてわれわれが薬に頼ってしまうと，そのような結果を広く蔓延させてしまうのである．

第Ⅲ部 第3章

歯周抗菌療法の効果と課題

はじめに

基礎的データが圧倒的に不足している歯周抗菌療法であるが，実際に抗菌薬を使えばどれくらいの効果があるのだろうか？ 文献を基に検証してみよう．

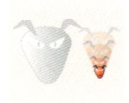

1．各抗菌薬はどれくらい効くのか？

ふしぎなことだが，歯周抗菌療法は基礎的データよりも，臨床的データのほうが豊富である．各種抗菌薬をSRP単独の場合とSRP＋抗菌薬のパターンで比較した論文はたくさん存在する．多くの論文はプロービング値の減少量や付着の獲得量などを指標に効果を判定しており，その結果にはばらつきがある．くわしくはレビュー論文[1]などを熟読されることをお勧めする．

統計学的に有意差があるかどうかを判定基準（プロービング値の改善や付着の獲得量）とした場合，アモキシシリンとメトロニダゾールの併用では7つの報告のうち5つでSRP＋抗菌薬の併用療法に効果を認めている．メトロニダゾールでは14研究のうち5研究で有効との結果である．あとはドキシサイクリン，テトラサイクリン，アモキシシリン，アモキシシリン＋クラブラン酸，クリンダマイシン，どれもがSRP単独と比べて有意差がなかった（表1）．有意差といってもプロービング値，付着レベルともに1mmちょっとくらいなので，これが臨床的にどれだけ有意なのかは判断に迷うところであろう．しかもその程度の差すら認められない報告が圧倒的に多いとなるとなおさらだ．

基礎的なバックグラウンドを固めないで行うこれらの研究は"やってみたら効いた"とか，"やってみたけど効かなかった"というレベルに見えてしまう．もちろん臨床的にはその点が大切なのは理解できるが，医学は帰納法的アプローチのほうがうまくいくという言葉で片付けたくないのは筆者だけではないだろう（図1）．

第3章 歯周抗菌療法の効果と課題

表 *1* 抗菌薬と SRP 併用と SRP 単独の比較.

- アモキシシリン＋メトロニダゾール
  5/7 研究で有効
- メトロニダゾール
  5/14 研究で有効
- ドキシサイクリン
  0/5 研究で有効
- テトラサイクリン
  0/5 研究で有効
- アモキシシリン，アモキシシリン＋クラブラン酸
  0/5 研究で有効
- クリンダマイシン，スピラマイシン
  0/5 研究で有効

＊有効性はプロービング値の減少量や付着の獲得量が統計学的に有意かどうかで判断（文献1より改変）．

三"た"論法？

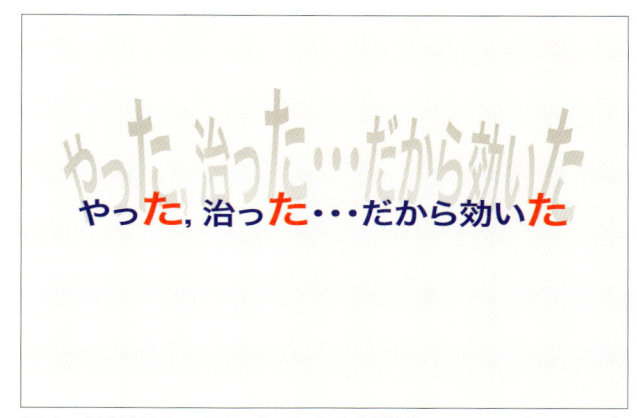

図 *1* 帰納法はアウトプットから判断するのでメリットも多いが，基礎的データを積み重ねた演繹法的アプローチがないと試行錯誤という檻から抜け出せない…と思う．

Smith らの研究（文献2より引用）

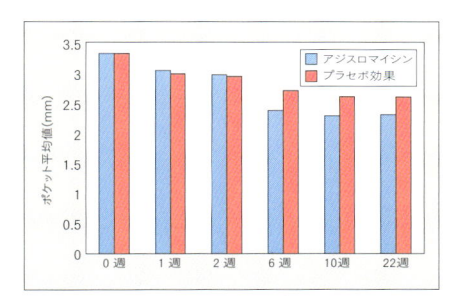

図 *2a* ポケット平均値の推移．時間とともに AZM 群のポケットが浅くなっている．ただし平均値では有意差はない．残念ながら Smith らの研究では付着の獲得に関してのデータはない．

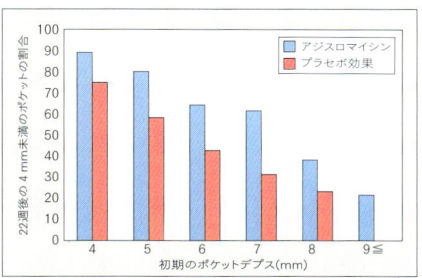

図 *2b* 22週後の 4 mm 未満のポケットの割合．最初に深いポケットほど AZM 群で改善がみられる．

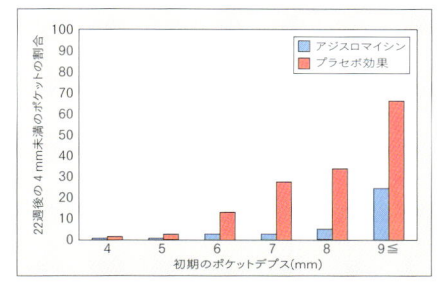

図 *2c* 22週後の 5 mm 以上のポケットの割合．AZM 群のほうが残存する深いポケットの割合が少ない．

2．アジスロマイシンの効果は？

　前項ではあえてアジスロマイシンの研究結果だけ外しておいた．とくにわが国では「歯周抗菌療法にはジスロマック®」というような流行があったので，ここでまとめて文献をオーバービューすることにする．

　筆者の知るかぎり，SRP 単独と SRP ＋アジスロマイシンを比べた主要論文は 5 つある．2002年の Smith らは初めてアジスロマイシンの臨床応用の有効性を報告した[2]が，二重盲検でプラセボまで使って行った研究であるにもかかわらず，説得力のあるデータ提示にはならなかった（図*2*）．2005年の Mascarenhas らの報告もプロービング値の減少量，付着の獲得量ともにアジスロマイシンと SRP を併用したほうが，SRP 単独よりも有意に大きく有効であった[3]．しかし，なぜか喫煙者限定の報告である（図*3*）．2007年，Haffajee らはアジスロマイシン，メトロニダゾール，低用量ドキシサイクリンを SRP と併用して 1 年後の効果を報告した[4]．これによると 6 mm を超えるような深いポケットではアジスロマイシン，あるいはメトロニダゾールと SRP を併用

99

第Ⅲ部　歯周抗菌療法

Mascarenhas らの研究

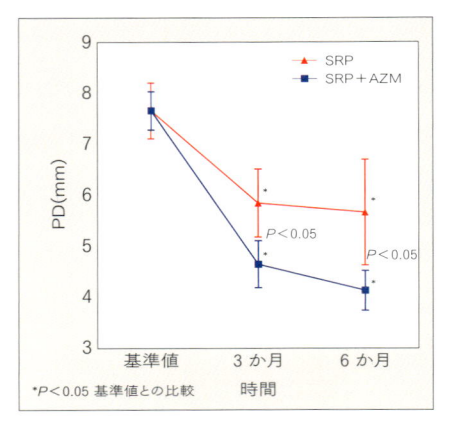

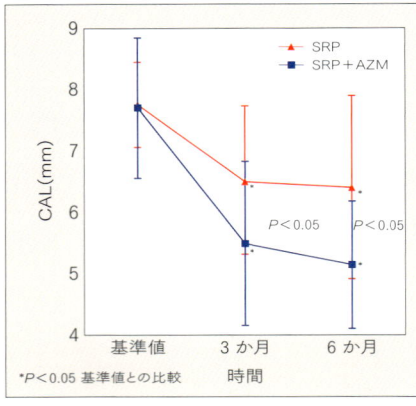

図 3a　深いポケット（> 6 mm）での AZM の効果（プロービング値）．SRP 単独に比べ AZM を併用すると有意にプロービング値が減少する．喫煙者限定のデータであることにご留意いただきたい．

図 3b　深いポケット（> 6 mm）での AZM の効果（付着レベル）．SRP 単独に比べ AZM を併用すると有意に付着の獲得が多い（文献 3 より引用）．

Haffajee らの研究

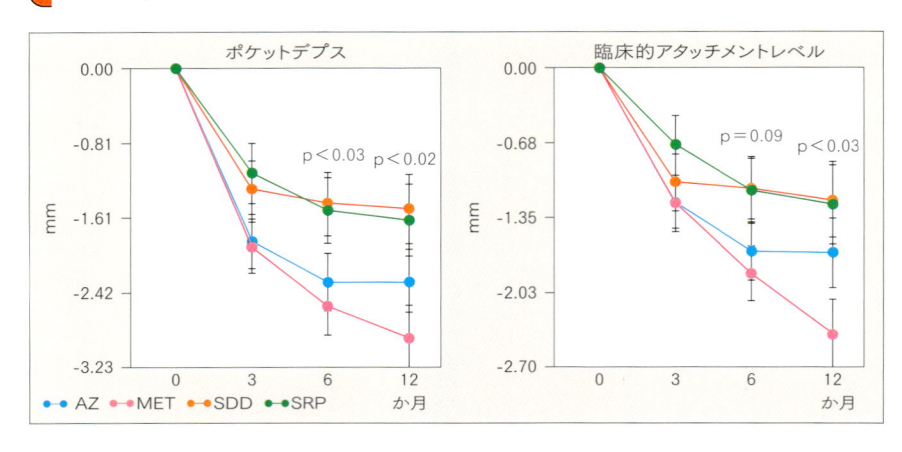

図 4　12 か月にわたる研究で，AZM や MET などの抗菌薬と SRP の併用の効果（とくに深いポケットにおいて）を認めた．AZ：azithromycin，MET：metronidazole，SDD：sub-animicrobial dose of doxycycline（文献 4 より引用）．

するほうが，SRP 単独よりも効果があった．プロービング値の減少は 2 mm 以上，付着の獲得量も 1 mm 以上認めた．ただし，メトロニダゾールのほうがアジスロマイシンよりも効果があったようだが…（図 4）．

2007 年には日本発の報告がある．鶴見大学の五味一博先生らによると full mouth disinfection とアジスロマイシンを組み合わせることにより，ブロック別 SRP に比べて有意にプロービング値が減少した[5]．残念ながら付着の獲得量に関しては 1 mm 程度の差があるものの，統計学的な有意差ではないようだ（図 5a）．PCR でポケット内の歯周病菌（P.g, T.f, T.d, A.a, P.i, P.n.）の検出も行っていて，テスト群では 13 週目まですべての菌が検出できない状態を維持できていたが，コントロール群ではレベルは低いものの，A.a. を除いてすべての菌が検出できた．ただし，テスト群でも 25 週目にはリバウンドがみられる（図 5b）．Full mouth disinfection という特殊なアプローチではあるが，アジスロマイシンの付加的効果が認められた報告である．

ここまでの報告はすべて慢性歯周炎患者を対象としたものであった．もちろん重症度は報告によってまちまちである．2008 年の Haas らの報告[6]は侵襲性歯周炎患者を対象とした初めてのもので，プロービング値の減少量，付着の獲得量ともにアジスロマイシンを SRP と併用するほうが有利で，それぞれ

第3章 歯周抗菌療法の効果と課題

Gomi らの研究

図 5a Full-mouth disinfection に AZM を併用した効果（臨床データ）．プロービング値の減少量に関しては(*図 5a-1*)，通常の SRP と比べて術後13週，25週において有意差（1 mm 程度）を認めた．付着の獲得量に関しては(*図 5a-2*)，グラフ上では差があるように見えるものの統計学的な有意差はなかった．

図 5b Full-mouth disinfection に AZM を併用した効果（細菌データ）．テスト群では13週まで歯周病菌の検出レベル以下であった(*図 5b-1*)が，コントロール群では A.a. 菌以外検出レベル以下には抑えられなかった(*図 5b-2*)． （文献5より引用）

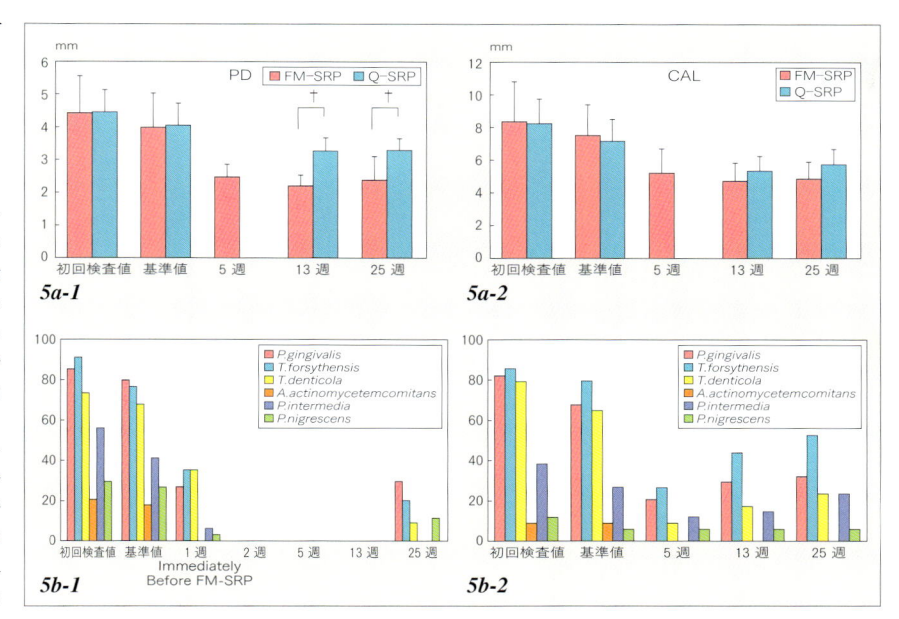

Haas らの研究

図 6a 侵襲性歯周炎の SRP に AZM を併用した効果（プロービング値）．SRP 単独と比べて有意差を認める．ポケットが深くなると AZM の効果が大きくなるようだ．

図 6b 侵襲性歯周炎の SRP に AZM を併用した効果（付着の獲得）．PD 減少量に比べて差は小さいが，SRP 単独と比べて有意差を認める． （文献6より引用）

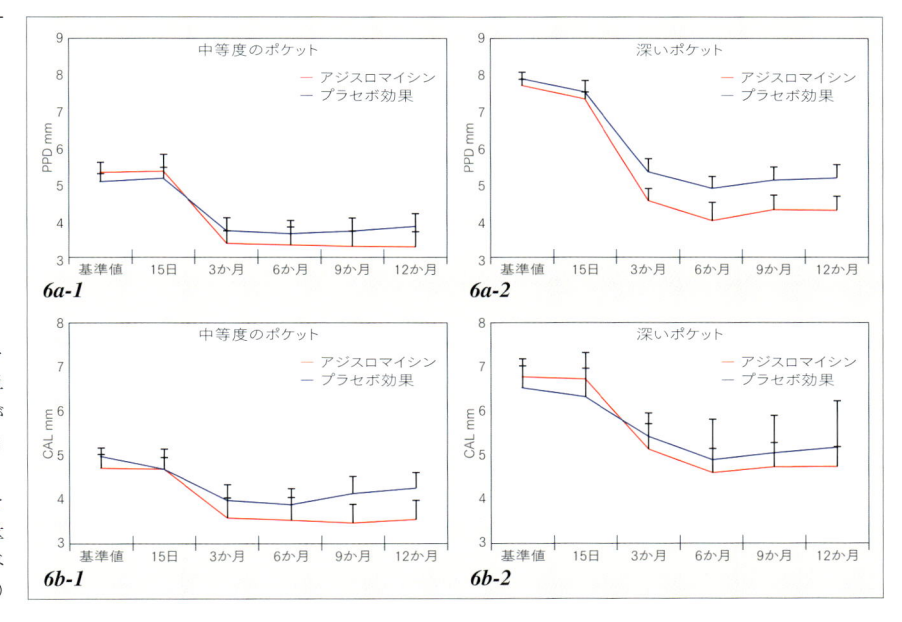

1.03mm, 0.71mm の有意差があった(*図 6*)．研究期間は1年である．

ここまで我慢して読んでこられた読者の方々の心中をお察しする．そう，こちらの欲しい情報から少しズレた論文のオンパレードなのだ（著者の先生がたごめんなさい！　こちらの勝手です！）．結果もさることながら，対象やプロトコール，データ処理すべてバラバラでイメージがわいてこない(*表2, 3*)．深いポケットに有効だというのは OK だとしても，喫煙者でも大丈夫，full mouth disinfection でも有効，侵襲性歯周炎でも OK ということになれば本当の適応症が見えてこない．これは筆者の眼力が衰えてきたせいだろうか？

第Ⅲ部　歯周抗菌療法

表2　主要5論文のPD減少量データ比較.

	SRP	SRP＋AZ	Difference	Stats
Smith, et al.(2002)	2.22	3.09	0.87	NA
Mascarenhas, et al.(2005)	1.98	3.52	1.54	<0.05
Haffajee, et al.(2007)	1.66	2.35	0.69	NS
Gomi, et al.(2007)	0.75	1.62	0.87	<0.001
Haas, et al.(2008)	1.85	2.88	1.03	0.025

表3　主要5論文の付着獲得量データ比較.

	SRP	SRP＋AZ	Difference	Stats
Smith, et al.(2002)	NA	NA	NA	NA
Mascarenhas, et al.(2005)	1.32	3.52	2.2	<0.05
Haffajee, et al.(2007)	1.26	1.7	0.44	NS
Gomi, et al.(2007)	1.47	2.62	1.15	NS
Haas, et al.(2008)	0.97	1.68	0.71	0.05

■ AZMによるLDDS（文献8のデータよりグラフ化して掲載）

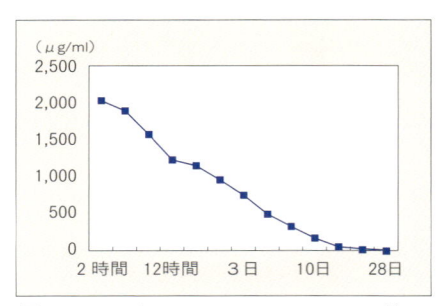

図7a　アジスロマイシンLDDS後のGCF内濃度．比較的長時間，高濃度を維持していることがわかる．

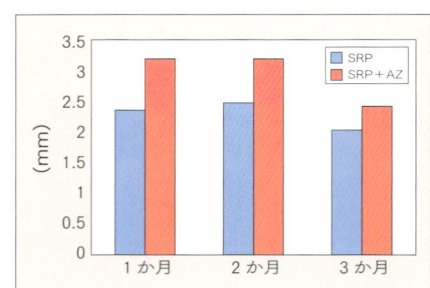

図7b　アジスロマイシンLDDS後のプロービング値の減少量．コントロールと比べて優位にプロービング値が減少している．

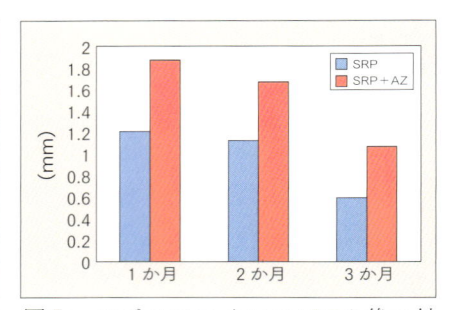

図7c　アジスロマイシンLDDS後の付着の獲得量．トレンドとしてはすべての時期においてAZMの効果があるように見えるが，統計的には3か月後のデータのみ有意な差が認められる．

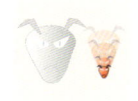

3．LDDSは？

　Local drug delivery system(LDDS)はご存じのことと思う．日本でもペリオクリン®やペリオフィール®といった塩酸ミノサイクリン入りのペーストをポケット内に充填する方法が保険適応になっている．ポケット内に抗菌薬を届かせようとすれば内服してGCFと一緒に滲出させるか，直接ポケット内に挿入するかしか方法はない．LDDSは内服による副作用や耐性菌の問題などをクリアできる点で有利である．これに使う抗菌薬もテトラサイクリンやミノサイクリン，メトロニダゾール，クロルヘキシジンなどが試されていて，それぞれ"そこそこの"結果がでている．プロービング値の改善で0.1～0.5mm程度が平均的な効果ということだが[7]，これだと内服の半分以下の改善だ．アジスロマイシンによるLDDSというのも研究が進んでいる[8]（図7）．こちらのほうがポケット内濃度が高く，長く保持できそうなので将来有望かもしれない．なにせ，腸内細菌のようなポケット以外の部位の細菌への悪影響を回避できるし，問題のポケットだけに適応可能，薬を飲み忘れるといった患者さんのコンプライアンスも関係ないとなるとLDDSはまだまだ諦められない方法だ．ただ問題点は今のところ臨床的な有効性が低いということ．臨床家としては，これがいちばん大事なところなんだが….

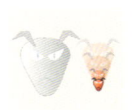

4．歯周抗菌療法の課題

　さて，何かと課題の多い歯周抗菌療法であるが，良い方向に進むための提言をして本章を終わりたいと思う．あくまで私見であるが，歯周抗菌療法に対する筆者のエールだと思っていただきたい．

必要な基礎的データ

図8 各種抗菌薬を内服後，GCF中でどのような濃度曲線を描くかがまず必要．投与量や体重，性差などによるバリエーションやポケットの深さ，出血の有無などによるバリエーションもわかればなおよい．そこに各歯周病菌のMICを重ね合わせられることが必要．確立した株だけでなく，臨床株のデータがなければ応用しにくいであろう．

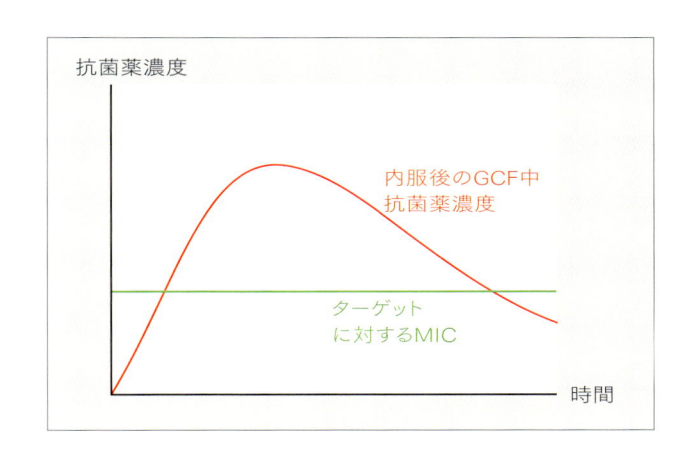

①揃えるべき基礎的データ

非常に単純なことだ．ポケット内でどんな抗菌薬がどんな細菌にどれくらい効くのかというデータをださなければならない（図8）．バイオフィルムも破壊できるほうがよいが，まずはプランクトニックな状態でのデータがスタートである．確立された菌株のMICデータをだすこと，所定の投薬後にGCF中にどれくらい滲出してくるのかを時間軸に沿ってデータをだすことが必要である．そして各地域，各病院で検出される臨床株のMICも合わせて調べることでlocal factorを補うべきである．

②抗菌薬の選択基準

現在，日本で歯科適応となっている抗菌薬のなかで歯周抗菌療法のリストに挙がっているものは，アモキシシリン，クリンダマイシン，レボフロキサシン，ミノサイクリン，アジスロマイシンといったところである．キノロン系ではシプロフロキサシンの利用が文献上散見されるが，歯科適応でないのでレボフロキサシンとした．アモキシシリンとクラブラン酸の組み合わせやメトロニダゾールなどは海外ではたくさん報告されているが，現時点で日本では使えないことになっている．また耐性菌が少ないからといってテリスロマイシンやファロペネムのような新しい抗菌薬を"待ち"の許される歯周治療に使うことは推奨されない．

さていきなりだが，"どういう状況でどの抗菌薬を使うのが妥当か"ということのコンセンサスは得られていない．たとえば細菌検査の結果，どのような歯周病菌の組み合わせや比率が検出されるのかによって選択すべき抗菌薬が決まっているわけではない．774人の歯周病患者さんから採取したポケット内細菌を調べてみると，少なくとも46種類の歯周病菌の組み合わせがあり，それらに対して少なくとも10種類の抗菌薬の処方が存在するという報告があるが，実用化されているわけではない[9]．

βラクタマーゼがP.i.で認められるようになっているため（20〜30％），アモキシシリンを使いにくい状況になってきているが，クラブラン酸との併用ができない日本ではさらに辛いところだ．クリンダマイシンの効果は報告によってまちまちである．偽膜性大腸炎の問題もあるが，感受性があれば選択肢の1つになる．キノロン系は好気性グラム陰性桿菌によく効くため，腸内細菌に対して大きな選択圧がかかっている．とくに緑膿菌に多少なりとも感受性があるのは危険と考える（A.a.には有効というデータが多いが…）．ミノマイシンなどのテトラサイクリン系は耐性の問題が大きい．アジスロマイシンも耐性のため，上気道系ではペニシリンの代替薬の座が危うくなってきている（肺炎球菌やA群溶連菌に対する耐性）．歯周治療での処方がこれを加速させないこ

第Ⅲ部　歯周抗菌療法

歯周抗菌療法のジレンマ

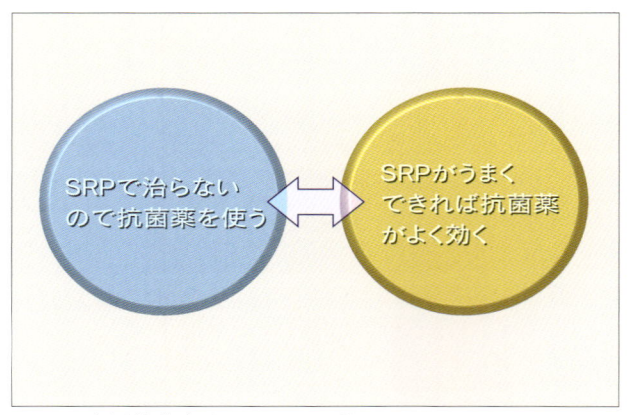

図 9a　歯周抗菌療法のジレンマ①.

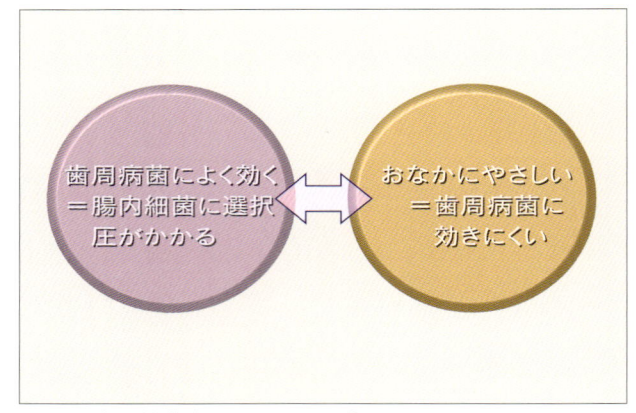

図 9b　歯周抗菌療法のジレンマ②.

細菌検査のラボ差？

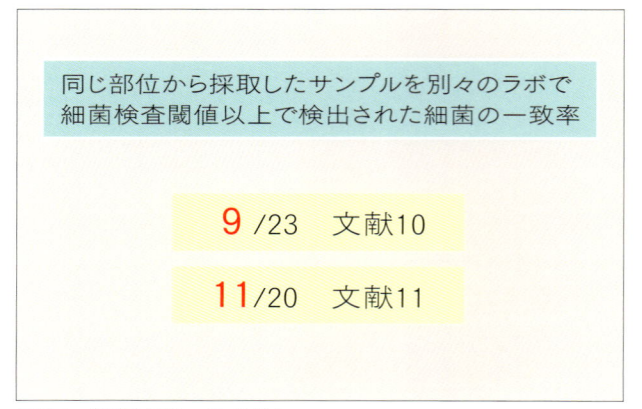

同じ部位から採取したサンプルを別々のラボで細菌検査閾値以上で検出された細菌の一致率

9/23　文献10

11/20　文献11

図 10　細菌検査のラボ差？

そもそも歯周抗菌療法の目標は？

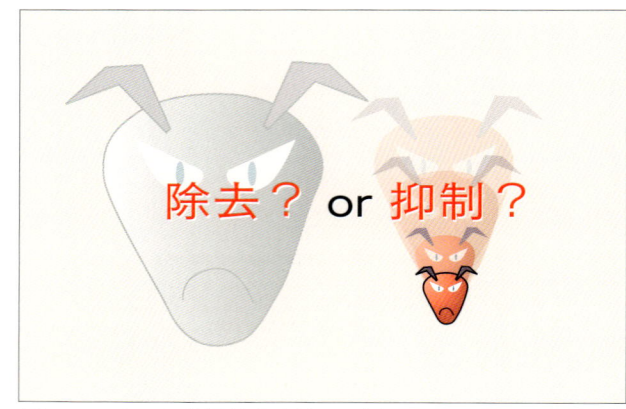

除去？ or 抑制？

図 11　そもそも歯周抗菌療法の目標は？

とを祈るばかりである．さて，何を使えばよいのだろう？

③適応症の選択基準

重度の慢性歯周炎や侵襲性歯周炎の症例でコントロールできない深いポケットがあるような場合が適応というところだろうか？　コントロールできないのであれば歯周外科を考えるのが通常であろうが，ここではあえて目をつぶることにしよう．抗菌薬は可及的に細菌バイオフィルムを破壊した状態で投与するということはすでに述べた．バイオフィルムには抗菌薬が効きにくいということと，細菌の総量を減らすことにより細菌1匹あたりに作用する抗菌薬分子の数を増やせるからである．ということは熟練した術者がSRPを行うと抗菌薬の効果がでやすいということになるが，実験ではたいていコントロール側のSRPもうまく行うので大きな差がでない可能性がある．逆に熟練していない術者であればSRPがうまくできないので抗菌薬の効果も低く，コントロール側の結果も思わしくない．つまりSRPの困難な部位が抗菌薬の適応症であるにもかかわらず，その部分のSRPがうまくできるときに抗菌薬がよく効くというジレンマがある（図9a）．

歯周抗菌療法にはもう1つジレンマが存在する．グラム陰性桿菌である歯周病菌によく効くような抗菌薬は，腸内細菌にもよく効くということだ．腸内細菌を素通りして歯周病菌だけに効くということはない．もしあるとすれば腸内細菌が耐性を獲得している場合で，そうなるとそのような腸内細菌が原因で感染症が起こったときに使える抗菌薬が限られてくるし，歯周抗菌療法がスーパー腸内細菌を生み出す可能性がある(図 9b)．

④細菌検査

基礎的データが不足しているのだからポケット内の細菌を培養検査し，もっとも適した抗菌薬を選択するのが"筋"であるが，実際は培養までせずにPCRを用いてどんな細菌がどれくらいいるかということを調べているのが現状である(これでも自費なのだから複雑な気持ちになる)．つまりポケット内の細菌のリストをだしているだけなので，第Ⅰ部第1章のエンピリック治療に近い形になる．リストの細菌をカバーする抗菌薬で GCF 中に想定する MIC以上に滲出してくるものを選択することになる(選択するのに必要なデータは不足しているが…)．投薬後に再検査をしてターゲットの細菌がいなくなったら万歳三唱．でも，絶対的だと思われている細菌検査の結果に疑問を投げかける論文もある[10,11]．2つの別のラボで同じ検体を検査した結果が違うというものだ(図 10)．こうなると何を信じて抗菌療法をすればよいのかわからなくなってくる．そして検出された歯周病菌は根絶すべきなのか，それともある程度のレベルに抑制すればよいのかという議論も保留されている(図 11)．歯周抗菌療法の世界は深く踏み込めば踏む込むほど新たな課題が見えてくるのだ．

かなり踏み込んで歯周抗菌療法について解説をしてきた．井の"外"の蛙を目指して，感染症医の視点を意識した内容を心がけた．歯周病が細菌感染症であるかぎり，歯周抗菌療法が消滅することはないだろうが，一般医学に比して遜色のない治療法の確立を目指したいものである．科学的根拠なく投薬をしていると，医者が長年かかって理解してきた教訓"Use it, lose it.(使うと効かなくなる)"を再確認するだけの結果になるだろう．

参考文献

1. Herrera D, Alonso B, León R, Roldán S, Sanz M. Antimicrobial therapy in periodontitis: the use of systemic antimicrobials against the subgingival biofilm. J Clin Periodontol 2008；35(8 Suppl)：45-66.
2. Smith SR, Foyle DM, Daniels J, Joyston-Bechal S, Smales FC, Sefton A, Williams J. A double-blind placebo-controlled trial of azithromycin as an ajunct to non-surgical treatment of periodontitis in adults: clinical results. J Clin Periodontol 2002；29：54-61.
3. Mascarenhas P, Gapski R, Al-Shammari K, Hill R, Soehren S, Fenno JC, Giannobile WV, Wang HL. Clinical response of azithromycin as an ajunct to non-surgical periodontal therapy in smokers. J Periodontol 2005；76：426-436.
4. Haffajee AD, Torresyap G, Socransky SS. Clinical changes following four different periodontal therapies for the treatment of chronic periodontitis: 1-year results. J Clin Periodontol 2007；34：243-253.
5. Gomi K, Yashima A, Nagano T, Kanazashi M, Maeda N, Arai T. Effects of full-mouth scaling and root planing in conjunction with systemically administerd azithromycin. J Periodontol 2007；78：422-429.
6. Haas AN, de Castro GD, Moreno T, Susin C, Albandar JM, Oppermann RV, Rösing CK. Azithromycin as an adjunctive treatment of aggressive periodontitis: 12-months randomized clinical trial. J Clin Periodontol 2008；35：696-704.
7. Bonito AJ, Lux L, Lohr KN. Impact of local adjuncts to scaling and root planing in periodontal disease therapy: a systematic review. J Periodontol 2005；76：1227-1236.
8. Pradeep AR, Sagar SV, Daisy H. Clinical and microbiologic effects of subgingivally delivered 0.5% azithromycin in the treatment of chronic periodontitis. J Periodontol 2008；79：2125-2135.
9. Beikler T, Prior K, Ehmke B, Flemmig TF. Specific antibiotics in the treatment of periodontitis--a proposed strategy. J Periodontol 2004；75：169-175.
10. Mellado JR, Freedman AL, Salkin LM, Stein MD, Schneider DB, Cutler RH. The clinical relevance of microbiologic testing: a comparative analysis of microbiologic samples secured from the same sites and cultured in two independent laboratories. Int J Periodontics Restorative Dent 2001；21：232-239.
11. Salkin LM, Freedman AL, Mellado JR, Stein MD, Schneider DB, Butler L. The clinical relevance of microbiologic testing. Part2: a comparative analysis of microbiologic samples secured simultaneously from the same sites and cultured in the same laboratory. Int J Periodontics Restorative Dent 2003；23：121-127.

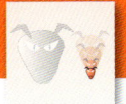

コラム de 感染症⑬　歯科衛生士へのエール

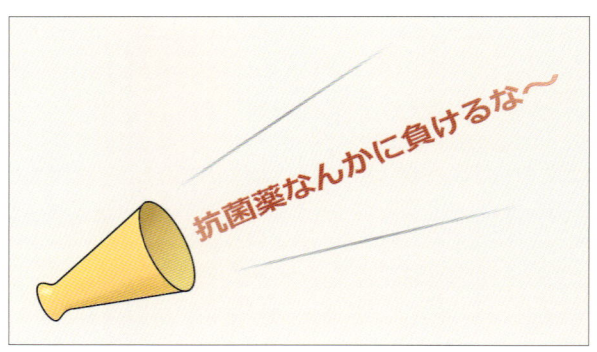

　歯周抗菌療法を勉強すればするほど，SRPのインパクトが大きいことに行き着いてしまう．抗菌薬で歯石は除去できない．抗菌薬の濃度を上げても，服用回数を増やしても歯石は絶対減らない．これは実験するまでもなく，だれもが認める事実である．歯石は歯周病の補助因子であって主因子ではないじゃないかと主張する人もいるだろう．でもSRPがハイレベルであればあるほど，その後の歯周抗菌療法がうまくいくのだ．

　そもそもSRPしてうまく治らないから抗菌薬を使うというロジックはおかしい．SRPがうまくできて細菌が激減するからこそ，抗菌薬の効果が際立ってくるのである．「うちの医院にはSRPを得意とする優秀な歯科衛生士がいないので，それを補うために抗菌薬を使っています．」なんていうコメントはジレンマ以外の何ものでもない（言っている本人は気づいていないけれど…）．

　院長が歯周抗菌療法を重視している場合，そこで働く歯科衛生士は奮起すべきである．なぜなら信用されていないのだから．自分たちの行っているSRPの効果が低いと思われているのと同義であると考えるべきである．「うちの院長は薬が好きなんだ」と軽く考えていてはいけない．奮起してSRPのレベルUPを図り，最終的に「薬なんて使わなくても十分だ．」と思わせるようにしなければならない．

　院長が歯周抗菌療法を"あえて"採用していない場合，そこで働く歯科衛生士は"そのこと"に意識的でなければならない．抗菌薬という安易な逃げ道を遮断して，歯科衛生士にその重責を託しているのである．「うちの院長は薬が嫌いなんだ」と軽く考えていてはいけない．院長の期待に沿えるよう，さらにSRPのスキルUPを図っていかねばならないのだ．

　歯科衛生士の諸君．歯周抗菌療法を超えるポテンシャルが君たちに内在している．医院の抗菌薬処方の少なさが君たちの努力の成果だと認識すべきである．強い抗菌薬よりも強い歯科衛生士をもつことが患者さんにとっても，医院にとってもメリットのあることだと認識すべきなのである．ならば「優秀な歯科衛生士に恵まれるためにはどうすればいいのか」と必ず院長が尋ねる．この答えはきわめて単純で簡単である．"優秀な歯科医師になろうとどれだけ努力しているか"にかかっているのである．優秀な歯科衛生士は優秀な歯科医師の下で働きたいのだから．

歯科衛生士へのエール

コラム de 感染症⑭　バイアスと感性

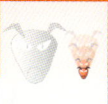

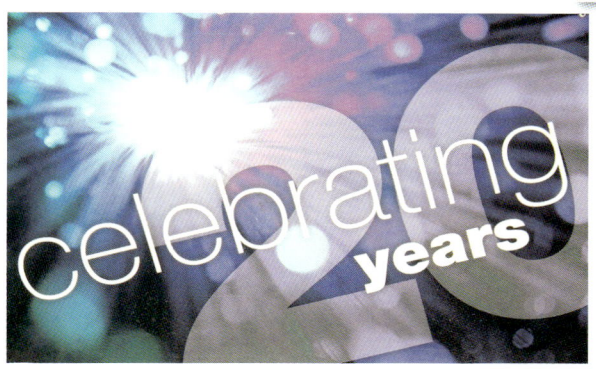

図1　AAPからのカード．
米国歯周病学会に入会して20年を記念したカードが贈られてきた．

2年ほど前，ある葉書がシカゴから届いた．差出人は米国歯周病学会．会員になって20年が経ったというお祝いの葉書だった(図1)．もうそんなに経つのかという印象だったが，白髪の量，顔のしわを見れば当たり前の時間経過である．息子も今年で21歳だ．20年以上歯科医師をやっていると少しずつ自分のスタイルもできてくるし，自分のバイアスというものもうっすらながら前景化してくる．EBMの世界ではバイアスというのは除去すべき，縮小すべき対象である．しかしながら，われわれ人間には必ずバイアスが内在する．同じインプットに対して同じアウトプットがでてくるような人間ばかりになると，この世はクローン人間だらけになってしまう．われわれが唯一無二の存在であるためにはバイアスが必要なのだ．

科学的に物事を捉えていくときに，バイアスはじゃまになることがあるが，人間なのだからバイアスがそもそも存在するのだと自覚すべきである．このバイアスは知識が増えれば増えるほど，経験が増えれば増えるほど，偉くなればなるほど(?)自覚的でなければならない．つねにわれわれの眼には"ウロコ"が付いているのだ．ウロコがないことが知性ではなく，また立派なグループのウロコが付いていることが知性ではなく，ウロコがあることに自覚的であることが知性だと言いたいわけである．本書は歯周抗菌療法に関して私のウロコをとおしてまとめたものである．もう少し詳しく言うと，自分のバイアスができるだけかからないように努力をしているにもかかわらず，どうしてもバイアスがかかってしまうという仕方でできあがった本である．

バイアスは個性の一部であり，バイアスのない人間はいない．頑固なバイアスもあれば，優柔不断なバイアスもあるだろう．このバイアスはさまざまな情報インプットで起動するものであり，また育まれるものである．メディアリテラシーを高めるためにはEBMの力を借り，情報に対する感度を大切にしたいところだ．アカデミックハイを生じるようなピュアな感性や，この情報は怪しいということを見抜く感性が，愛しいバイアスを育成する糧になることと思う．バイアスと感性…，このきわめて人間的な呪縛からわれわれは逃れられない．うまくコントロールして人間的な歯科治療を目指したいものだ．

和文索引

あ
アジスロマイシン　67, 99
アシネトバクター　30
アナフィラキシーショック　44
アミノグリコシド　62
アミノペニシリン　41
アモキシシリン　41
アレルギー
　Type Ⅰ——　44
　Type Ⅱ——　44
　ペニシリン——　44
アンピシリン　14, 41

い
インフルエンザ菌　14
依存性
　時間——　45, 58, 93
　濃度——　46, 58, 94
院内肺炎　13

う
ウイルス　25

え
エリスロマイシン　66
エンピリック治療　12, 14
壊死性筋膜炎　40, 71

お
オーグメンチン®　41
黄色ブドウ球菌　38

か
カルバペネム　54
外因性感染　20, 26
外膜　29
外膜ポーリン　63
喀痰　13, 18
獲得耐性　64
桿菌　31
　グラム陰性——　29, 31
間質性腎炎　44, 48

感染
　外因性——　20, 26
　内因性——　16, 20, 26
　日和見——　24
感染症の診断　13

き
キノロン　56
偽膜性大腸炎　53, 71
球菌　31
　グラム陽性——　29, 31
　腸——　49
　肺炎——　12, 14, 17
　ブドウ——　31
　　黄色——　38
　連鎖——　31
共凝集　81
筋膜炎
　壊死性——　40, 71

く
クラブラン酸　41
クラリスロマイシン　66
グラム陰性桿菌　29, 31
グラム陰性菌　29, 30
グラム染色　28, 34
グラム陽性球菌　29, 31
グラム陽性菌　29, 30
クリンダマイシン　71
クレアチニン・クリアランス　48
クロストリジウム・ディフィシル　32, 53
クロラムフェニコール　75

け
経験的治療→エンピリック治療
血液　18
嫌気性菌　32, 71, 72
　通性——　32
　偏性——　32, 72

こ
固有耐性　63
広域ペニシリン　41
好気性菌　32
抗炎症作用　69

抗黄色ブドウ球菌活性をもつペニシリン　38, 41
抗菌物質　37
抗菌薬　37
　——サークル図　83, 86
　——の選択圧　64
　セファロスポリン系——　50, 51, 52
　　第1世代——　50
　　第2世代——　50
　　第3世代——　51
　　第4世代——　52
　マクロライド系——　14, 30
　trapping型——　66
抗菌療法
　歯周——
　　適応症　97

さ
再生不良性貧血　75
細菌検査　105
細菌性髄膜炎　11
細菌バイオフィルム　79, 90
最小発育阻止濃度　91, 96

し
ジンジパイン　80, 84
市中肺炎　13
歯周抗菌療法
　——の適応症　97
歯周病菌（歯周病原細菌）　22
歯肉溝滲出液　93
時間依存性　45, 58, 93
常在菌　21
侵襲性歯周炎
　——患者　100
腎炎
　間質性——　44, 48
腎機能　48

す
スーパーインフェクション　24
スルバクタム　41
髄膜炎
　細菌性——　11
　——菌　12, 31

せ
セファロスポリン　49
　　──系抗菌薬　50, 51, 52
　　　　第1世代──　50
　　　　第2世代──　50
　　　　第3世代──　51
　　　　第4世代──　52
セフォタキシム　12, 14
セフトリアキソン　12, 14
線毛　80, 84
　　タイプⅡ型　26
選択毒性　43

た
タゾバクタム　41
耐性　64
　　獲得──　64
　　固有──　63
　　──率　65
大腸炎
　　偽膜性──　53, 71
大腸菌　32

ち
チゲサイクリン　75
チトクローム P450系　67
腸球菌　49

つ
通性嫌気性菌　32

て
テトラサイクリン　74
テリスロマイシン　70
天然ペニシリン　40

と
ドキシサイクリン　75
トポイソメラーゼ　56

な
内因性感染　16, 20, 26

の
脳脊髄液　12, 18
濃度依存性　46, 58, 94

は
バイオフィルム
　　細菌──　79, 90
バクテロイデス　32
　　──・フラジリス　32
バンコマイシン　12, 30, 38
肺炎　13
　　院内──　13
　　市中──　13
　　──球菌　12, 14, 17
汎細気管支炎
　　びまん性──　69

ひ
びまん性汎細気管支炎　69
日和見感染　24
皮疹　41
皮内テスト　45
病原菌　21
貧血
　　再生不良性──　75

ふ
ブドウ球菌　31
　　黄色──　38
　　　　抗──活性をもつペニシリン
　　　　　　　　　　　　38, 41
プランクトニック　90
副鼻腔炎　15

へ
ペニシリン　14, 37
　　アミノ──　41
　　広域──　41
　　抗黄色ブドウ球菌活性をもつ──
　　　　　　　　　　　　38, 41
　　天然──　40
　　──アレルギー　44
　　──結合タンパク　29, 38
ペプチドグリカン　29
偏性嫌気性菌　32, 72

ほ
ポーリン　29
　　外膜──　63

ま
マクロライド　63
　　──系抗菌薬　14, 30

み
ミノサイクリン　75

め
メタロβラクタマーゼ　54
メトロニダゾール　72

も
モノセラピー　90

や
薬物動態学　46
薬力学　46

よ
溶連菌
　　A群──　40

り
リステリア　49
緑膿菌　30, 41, 52, 54
淋菌　31
臨床株　95

れ
連鎖球菌　31

ろ
ロイコトキシン　80

欧文索引

A
A群溶連菌　40
A.a.　80
Acinetobacter　30
*Aggregatibacter actinomycetemcomi-
　　　　　　　　　　　　　tans*　80
Amoxicillin　41
Ampicillin　41
animal studies　80
association　80

B
βラクタマーゼ　38, 42, 81
　――阻害薬　41
　――阻害薬配合ペニシリン　41
　メタロ――　54
Bacteroides　32
Bacteroides fragilis　32

C
C.r.　82
C.s.　82
Campylobacter rectus　82
Capnocytophaga sputigena　82
Clavulanic acid　41
Clostridium difficile　32, 53

D
de-escalation　14

E
E.c.　82
Eikenella corrodens　82
elimination　80
endogenous infection　20
Enterococcus　49
Escherichia coli　32
exogenous infection　20

F
F.n.　81
full mouth disinfection　100
Fusobacterium nucleatum　81

G
GCF　93
gingipain　80, 84
gingival crevicular fluid　93

H
host response　80

I
infection
　endogenous ――　20
　exogenous ――　20
　oppotunistic ――　24
　super ――　24

J
JP2　26

L
LDDS　102
Listeria　49
local drug delivery system　102
local factor　14

M
M-phenotype　64
MD　44
md　44
MIC　91, 96
MLS$_B$- phenotype　64
MMP8　74
MRSA　38
major determinant　44
Matrix metalloproteinase 8　74
Methicillin-resistant *Staphylococcus
　aureus*　38
minimum inhibitory concentration
　　　　　　　　　　　　91, 96
minor determinant　44
monotherapy　90

N
Neisseria gonorrhoeae　31
Neisseria meningitidis　31

O
oppotunistic infection　24
orange complex　79

P
PAE　59
PBP　29, 38
PD　46
P.g.　80
P.i.　81
PK　46
Penicillin binding protein　29, 38
phagocytic delivery　66
pharmacodynamics　46
pharmacokinetics　46
planktonic　90
Porphyromonas gingivalis　80, 84
Prevotella intermedia　81
Pseudomonas aeruginosa　30

R
red complex　23, 79

S
Staphylococcus　31
Streptococcus　31
Streptococcus pneumoniae　17
Sulbactam　41
super infection　24

T
T.d.　80
T.f.　80
Tannerella forsythia　80
Tazobactam　41
trapping型抗菌薬　66
Treponema denticola　80

V
VRE　53
Vancomycin　38
Vancomycin-resistant *Enterococci*
　　　　　　　　　　　　　53
virulence factors　80

著者略歴

山本　浩正（やまもと・ひろまさ）

1985年　大阪大学歯学部卒業
1985年　ON デンタルクリニック（現 貴和会歯科診療所）勤務
1987年　Institute for Advanced Dental Studies にて研修
1989年　米国歯周病学会会員．JIADS 常任講師（2003年退任）
1994年　山本歯科開設
1998年〜2002年　大阪大学大学院歯学研究科 口腔分子免疫制御学講座 在籍
2006年〜　PEC（Postgraduate Education Course）主宰
2007年　新潟大学歯学部非常勤講師
2009年〜　大阪大学歯学部招聘教員

主な著書
イラストで語るペリオのためのバイオロジー．クインテッセンス出版，2002．
ペリオのインテリジェンスを高めるレビュー・ザ・ペリオ．同，2005．
ペリオの臨床戦略を学ぶ歯周動的治療．同，2007．

歯周抗菌療法―感染症医的な視点から―

2012年3月10日　第1版第1刷発行

著　　者　山本　浩正

発 行 人　佐々木　一高

発 行 所　クインテッセンス出版株式会社
　　　　　東京都文京区本郷3丁目2番6号　〒113-0033
　　　　　クイントハウスビル　電話（03）5842-2270（代表）
　　　　　　　　　　　　　　　（03）5842-2272（営業部）
　　　　　　　　　　　　　　　（03）5842-2279（書籍編集部）
　　　　　web page address　http://www.quint-j.co.jp/

印刷・製本　サン美術印刷株式会社

©2012　クインテッセンス出版株式会社　　　　禁無断転載・複写
Printed in Japan　　　　　　　　　　　　　　落丁本・乱丁本はお取り替えします
　　　　　　　　　　　　　　　　　　ISBN978-4-7812-0248-8　C3047

定価はカバーに表示してあります